東洋の知で心脳問題は解けるか

東洋の知で心脳問題は解けるか

量では駄目である

大谷 悟
Otani Satoru

海鳴社

はじめに

日本語でふつう脳科学と呼ばれている学問の分野は、欧米では神経科学（ニューロサイエンス Neuroscience）と呼ばれ、その中にたくさんの小分野を含んでいる。たとえばある人は、分子生物学を背景とした分子神経科学者だが、別の人は、数学を背景にした理論神経科学者である。そんな両極端が出会うと、よほど注意しないかぎり話が通じない。私自身はというと、生理学を基盤としながら、それに心理学や薬理学・分子生物学などをミックスさせて、なるべく大きな背景を作るように努力してやってきた。

このように、脳科学というのは、いろいろな背景をもつ人たちが集まって作った新しい分野だ。でも、その目標は明白で、一つ。それは「脳機能と心の理解」である。

私たちは、脳というこの複雑な生体の部品をさまざまな角度から分析し、その機能（心）を理解したいと願う。この部品は、やけに精巧にできており、おまけにずいぶんと微妙な機能を発揮するので、みんなが寄ってたかってかからないかぎり全貌がつかめそうにない。それで、今の段階ではまだ、各人各様の理解のしかたをしているわけだが、いずれ知識は統合されて、脳と心の全体像は明らかになってくるはずだ……と、ここまではいいのだが、じつはこの理解のしかたには一つ絶対に破ってはならないルールがある。それは「数量化」と、それに伴う「主観の排除」だ。かんたんに言えば、脳科学は科学なのである。大先輩の物理学や化学がとりきめたルールに従ってやらないと、反則切符を切られてしまう。

さて、本書の目的は、この反則切符を無視することだ。というか、反則切符を叩き返し、「数量化」という科学の金字塔をこちらから定義し直してやれ、というのが本書の目的である。なぜなら私は、そうしないかぎり満足ゆくような心の理解にはぜったいに至らないだろうと考えるからだ。そしてゆくゆくは、そんな営為が私たちのこの世界をもう少しは生きやすいものにするのに役立つだろうと信じるからだ。今回、そのための大切なキーワードになったのが、道元の「量では駄目である」という言葉だった。

いつものことですが、出版を引き受けてくださった海鳴社の辻信行氏と、社を訪れるたびに歓待してくださった辻和子氏に、お礼を申しあげます。神谷万喜子氏には、編集と校正で大変お世話になりました。プロの腕に感服です。また、原稿の段階で細かいコメントを送ってくれた、大学以来の友人・江口淳一氏にも厚くお礼を申します。

本書の筆を起こした二〇一〇年は、私にとっては、公私にわたりいろいろなことがあった年でした。めげそうになる私を支えてくれたのは、近しい友人たちの存在でした。そこで本書は、貴重な私の友人たちに捧げたいと思います。

二〇一一年八月、盛夏のパリにて

著者

目次

第一章　我が東洋回帰

1　欲望とドーパミン

欧州では寒さが厳しかった二〇一〇年二月下旬、私が勤めるパリ第6大学・神経病態生理学研究所で、風変わりなセミナーが開かれた。セーヌ河を見下ろすいつものA棟三階セミナールーム。ここで私たちは週に一度、研究所内の内輪のセミナーを開いている。だから普通なら持ち回りで、大学院生たちが研究経過の報告をさせられるのだが、その週だけは、なぜか「特別」と銘打たれていた。なんでも大学医学部付属病院のサン・サルペトリエール病院から、ある神経科医がやってきて、ビデオ画像を放映しながら、おかしな患者の症例報告をしてくれるのだという。

「面白い内容ですよ。みなさん、どうぞ集ってください！」

そんな、いつもとは違った調子のメールが回覧され、そのかいあって当日は、立ち見も出るほどの盛況であった。

サン・サルペトリエール病院はヨーロッパ一の規模を誇る由緒ある病院でもあり、精神病患者を鎖から解き放った精神科医、ピネル P. Pinel（1745-1826）が奉職していたことで有名だ。現在は、ヒトを対象とした脳科学研究が盛んで、R神経科医はその研究チームの一員らしい。彼は、自らが担当したパーキンソン病患者の症例を紹介してくれた。そしてそれは、たしかに、非常に面白いものだった。なぜならそれは、ヒトの「欲望」についての報告だったからである。

パーキンソン病というのは、脳の「線条体」と呼ばれる領域に、「ドーパミン」という物質を送りこんでいる神経細胞が変性し、線条体内部のドーパミンの量が落ちることによって起こる。だからその治療には、「Lドーパ」という脳内でドーパミンへと合成されてゆく物質や、ドーパミンが脳内で働きかける分子を刺激できる薬物などが使われる。こうして脳内のドーパミン性の活動を上げてやるわけだ。そうすると、パーキンソン病特有の、あの手足の震えを抑えることができる。ただ、震えはたしかに止まるのだが、同時にあまり好ましくない副作用が現われてくるという。それは、性欲をはじめとする欲望の、異常な亢進である。

R神経科医は部屋の大きなスクリーンに、自分が担当した患者さんのインタビュー画像を放映した。ビデオの中では、なんの変哲もない中年の男性患者が、淡々と次のように語っていた。

「ドーパミン治療の後、誰でもいいからセックスがしたくなって、たまらなくなりました。我慢できず、相手を簡単に手に入れようと、女装して、深夜の町の駐車場を徘徊しました」

こんな趣味は、治療前の彼にはなかった。また、別の中年女性患者は、治療後、購買欲が抑えられなくなったと語った。インターネットで、むやみやたらと高価な買い物をしてしまう。さらにこの患者さんは、賭博欲も抑えられなくなった。カジノに通っては、スロットマシーンでお金を浪費してしまう。

「一日にどのくらい賭けるのですか」

「二〇ユーロ」

無表情にぽつんと彼女は答えた。二〇ユーロは現在の為替比率では、約二〇〇〇円だ。そんなに莫大な額ではないと思われるかもしれないが、これが毎日続くとなると、積もった出費は甚大なものになる。

さて、なぜこんな副作用が生じるのだろうか。

それは脳内でドーパミンが担当している重要な機能の一つに、「注意力や集中度の向上」というものがあるからだ。線条体の上部で「スムーズな動き」を可能にしているドーパミンは、線条体の下部や前頭前野皮質などに放出されると、

「興味を引く対象に対しての注意力や集中力を増す」

という知覚上の効果を引き起こす。たとえば競争の激しいアメリカでは、学生や企業戦士が、コカインやアンフェタミン（覚醒剤）を吸ってから、試験や会議にのぞむことがある。これらの薬物には脳内のドーパミン濃度を上げる作用があるから、意欲や集中度が高まり、成功率も上がるわけだ。また、もう一〇年以上も前の話だが、フランスの有名女優ソフィー・マルソーが、カンヌ映画祭の最終日に、舞台に登場したことがあった。マルソーはただ受賞者の名前を読み上げるためだけに出てきたのに、何を思ったか、どうでもいい事をさも面白そうに、べらべらといつまでもしゃべり続けた。会場が呆れているのにまったく気づいていない。あまり長く続くので、業を煮やした司会者が、割って入ってやめさせた。たぶんマルソーは出番前、コカインをやっていたのだろう。きっとやりすぎて、抑制が効かなくなってしまったのだ。何事にも程度というものがある。やりすぎると興奮しすぎて逆効果になってしまうから、注意が必要である。

つまりドーパミンのこのような働きのために、右の患者さんたちは、それぞれ自分自身にとって重要な、興味を引く対象への感心度が高まり、高まりすぎた結果、抑えられなくなって、暴挙に出てしまうのである。

2 性生活の人種による違い

さてここからが本題だ。なぜ私は「我が東洋回帰」などと銘打って、こんな話を始めたのか。

それはそのR神経科医が、右に述べたビデオ映像で聴衆を話に引っ張りこんだあと、次に示すような驚くべき研究結果を、さりげなく提示したからである。それは天からの啓示のように、私に衝撃を与えた。そしてそれが引き金となって、私は、東洋と西洋との違いということについて、今さらながら猛反省を開始した。そしてさらにそれが、私の専門的な興味――「心と脳の関係」という興味――についての考察にも、強い影響を与えることになった。ちょっと結論めいたことを言っておくと、東洋と西洋との間にあるモノの見方の違いが、心と脳の関係について考えるうえで、強い影響をおよぼしている。私はこれまであまり反省することなく、西洋流の見方に立って考えていたが、このそもそもの入り口が、どうやらまちがっていたらしい……。とにかくここでは、R神経科医が引用した研究結果について、まず報告する。「東西の違い」がわかっていただけると思う。

ノースカロライナ大とUCLAの共同チームがおこなった最近の研究によると、なんと、

「一人の人がもっているセックス・パートナーの平均数には、人種間で大きな違いがある。

これは脳内のドーパミンの濃度が、人種の間で遺伝的に違うからだ」

と言うのである。以下に解説する。

共同チームは、一八歳から二六歳までのアメリカ人男女計二五三九人にインタビューをして、「何人のセックス・パートナーをもっているか」を答えてもらった。そしてそれを、まず白人・黒人・ヒスパニック・アジア系の四人種へと分け、さらに各人種のグループ内で、一八歳から二二歳と、二三歳から二六歳までの、二つの年齢グループへと分けて統計処理した。その結果として、大スクリーンに映し出された表は、驚くべき数字と、人種間の露わな違いとを衆目にさらけ出した。次のようである。


一八歳から二二歳までのグループ。一人あたりのセックス・パートナーの数。

「白人男性、四・八七人、白人女性、四・〇〇人」

「黒人男性、七・一一人、黒人女性、四・七四人」

「ヒスパニック男性、四・三七人、ヒスパニック女性、二・八七人」

「アジア系男性、一・九一人、アジア系女性、二・二七人」

二三歳から二六歳までのグループ。一人あたりのセックス・パートナーの数。

「白人男性、六・四五人、白人女性、五・二四人」

「黒人男性、一〇・六五人、黒人女性、六・二八人」

「ヒスパニック男性、六・六一人、ヒスパニック女性、四・四九人」

「アジア系男性、二・五七人、アジア系女性、二・二八人」


みんなしーんとなって、表を見つめている。多分、心の中で自分自身の経験と照らし合わせていたのにちがいない。そのとき、R神経科医がぽつりとつぶやいた。

「アジア系の人が一番少ないな……」

私のうしろで「クスッ」と女子学生が笑った。超満員のセミナールームに、アジア系の人間は私一人だけだった。いや研究所全体を見回しても、正規研究官の資格をもって働いているアジア系研究者は、私一人だけだ。だが私はそんな些事にはかまっていられず、目の前の表を食い入るように見つめていた。そして内心、次のように独りごちていたのである。

「セルフリポートだから多少の誇張はあるだろう……。だがそれにしても、アメリカの若者というのは、こんなにも盛んにやっているものなのか。俺が滞米しているときには、そこまでの感じはしなかったが……。だいたい、二人の女と同時につきあうだけでも大変なのに、黒人男性の『一〇人』というのは、なんなのだ。そんなにたくさん相手がいたら、日替わりで毎日やらなきゃ、関係を維持できないぞ。もうそれだけで、生活のためのエネルギーの大部分を費やすはずだ。だから彼らは、ほぼそのことだけにかかずらって、日々生きていることになる。すごいな。それに黒人女性も、平均六人のセックス・パートナーをもっているという。これは完全な乱交状態である。チンパンジーの乱交社会のようなものである」

しかし私を本当に驚かせたのは、このセックス・パートナーの数の違い自体ではなかった。私を本当に驚かせたのは、このような人種間に見られる性生活の活発度の違いが、ドーパミン・トランスポーター遺伝子の人種間に見られるバリエーションの違いからきていると、R神経科医が示唆した点だったのである。

また解説だが、ドーパミン・トランスポーターというのは、脳内にあるタンパク分子で、このタンパクは、神経細胞から放出されたドーパミンにすばやく結合して、それを細胞内に取りこみ、そうすることでドーパミンの働きを止めるという重要な機能をもっている。つまりそのようにして、脳内のドーパミン性神経の活動を低いレベルに維持しているのだ。そしてこのタンパク分子の合成を指示する遺伝子には、いくつかのバリエーションがあって、バリエーションの違いによって、作られるトランスポーター分子の活性に違いが出る。あるバリエーションによって作られたトランスポーター分子は、他のものよりも活性が低い。トランスポーターの活性が低いということは、ドーパミンにそれだけうまく結合できないということだ。だからその結果として、そのトランスポーター分子をもつ人の脳内では、ドーパミンが長く細胞外に留まることになる。つまりその人のドーパミン性神経の活動は、比較的に高くなる。ドーパミン性神経の活動が高くなれば、セックスなど、興味を引く対象への注意力や集中度も高くなる。

「黒人や白人のドーパミン・トランスポーターの活性は、われわれ東洋人のものよりも低かったのか！」

これが私にとっての天の啓示だった。

3　果てしなき妄想

ドーパミン・トランスポーターは、コカインやアンフェタミンが脳内で作用する分子の一つだ。コカインやアンフェタミンは、ドーパミン・トランスポーターの働きを妨害して、脳の中のドーパミンの作用を上げる効果をもっている。だからごく平たく言えば、黒人や白人の人たちは、私たち東洋人がコークを吸ってハイになっている状態に、いつもいるようなものだということになる。ちなみにパーキンソン病に一番よく効くのも、コカインだそうである。私は考えた。

「これは実によく納得がいくことだぞ。俺にも経験があるが、日本人が生まれてはじめて外人（白人）に接したときに戸惑うことの一つは、彼らは非常に積極的・精力的かつ行動的で、陽気でうるさく、手に負えないということだ。昔、大学を卒業してニュージーランドに行ったとき、現地の女性のハイな感じに慣れるのに、かなり時間がかかったものだ。ああいうタイプは、東洋人にはいない。なるほどこれには、白人のドーパミン・トランスポーターの活性が生まれつき低い、という理由があったわけか……」

さらに私は、パリの街角で見かけるアフリカ系の少年少女が、同じ年頃の東洋系の子供に比べて、いやヨーロッパ系の子供と比較してさえも、明らかに多動で騒がしい、という事実を思い出さざるをえなかった。私はこれを、貧困と、その結果としての教育の低さからくる、社会現象として理解しようとしていた。だがもし、黒人のドーパミン・トランスポーターの活性が、私たち東洋人や白人のものよりも、生まれつき低いのだとしたら……。

私の妄想はさらに進んだ。

「もし人種の間で、このような天性の違いがあるとすれば、西洋人と東洋人の間にたしかに存在するように思える嗜好の違い、言ってみればオペラと能の間にあるような違い、これにも、ドーパミン・トランスポーターの活性の違いが影響を及ぼしているのかもしれないぞ……」

妄想はつのるばかりであった。

4　妄想は解けたけれど……

と、ここまで書いてきて、私はその後明らかになった重大な誤解を、ここに正しく記しておかなければならない。それはリサーチャーの任務である。つまり私の右の妄想には、本当はまだ、科学的な根拠はなかったのだということを。

右の研究結果に大いなる興味を抱いた私は、その後、そのR神経科医にコンタクトして出典を教えてもらい、原典にあたってみた。*European Journal of Human Genetics* という専門誌に発表されたその論文（Guo et al, 2007）を読んだ私は、

「なあんだ！」

と落胆と安堵の入りまじった、嘆息の声を上げた。

誤解は二つあった。

誤解その一。

表に示された「セックス・パートナーの数」というのは、「今現在同時にもっているパートナーの数」ではなかった。それは、「これまでの人生で、一度でもいいから、膣を介した性行為をおこなったことがある異性の総数」のことだったのである。

誤解その二。

表には「白人」「黒人」「ヒスパニック」「アジア系」と分けて示されているが、これは単に人種ごとに統計処理した結果を示しただけで、論文はべつに、これら人種の間でドーパミン・トランスポーターの活性に違いがある、と主張しているわけではなかった。活性の違いが人種間であるのかないのかはわからない。この論文の論点は人種間の違いではなくて、人種にかかわらず、ドーパミン・トランスポーターの活性が低い遺伝子バリエーションをもつ人は、活性が高い遺伝子バリエーションをもつ人に比べると、肉体関係をもった異性の数がたしかに多いという事実、それのみであった。


この誤解はR神経科医にも責任がある。なぜなら彼は、この表を提示するにあたって、「セックス・パートナーの数」が何を意味するのかきちんと定義しなかった。そしてさらに、

「ドーパミン・トランスポーターの活性と、セックス・パートナーの数には相関がある」と言いながら、人種別に統計処理した表を見せて、ただニコニコするだけで、それ以上表についての解説はしなかった。これでは、こちらが誤解するのも無理がないではないか！

とにかく、黒人男性の「一〇人」が、「現在同時に一〇人」ではなく、「過去現在の総数で一〇人」だったことがわかって、私は本当にほっとした（二三歳ではそれでも多いと思うけれど）。だっていくら黒人男性が行動力にあふれ、精力絶倫だと言っても、同時に一〇人の相手をもっている人は、職業人は別として、なかなかいないだろう。第一そんなことをしていたら、いくら黒人だって身がもたない。学業や仕事もあるのだろうから、かかる時間を考えても、絶対に無理である。

「乱交状態などと考えて、失礼しました」

黒人に謝るべきだと、私は思ったのであった。

5　東洋への回帰

誤解は解けた。解けたのだが、私の中で振れてしまった針までは、すっかり元にはもどってこなかった。その針を今かりに、「東洋回帰針」とでも呼んでおこう。

私が右のオリジナル論文に目を通したときには、季節はもう春、三月も下旬になっていた。R神経科医とのコンタクトがうまくいかなかったり、こちらが学会参加で大学を留守にしていたり、ということが重なって、セミナーの日から約一ヶ月もの時間がたってしまっていた。その一ヶ月の間に、私の「東洋回帰針」は、回復不可能なほどに大きく振れてしまっていた。それは、こういうことだ。

「セックス・パートナーの数」の、その意味は違っていた。けれど、人種の間でこの数にひどく大きな差がある、という事実の方は変わらない。とくにアジア系と、その他の人種との間にある大きな差は、一目瞭然だ。わからないのはただ、この大きな差には人種間の遺伝的な違いが反映しているのか、それともそれは、文化や、それにもとづいた教育の違いが原因なのか、という点だけなのだ。

もし「遺伝的な違い」ということだけなら、調べさえすれば、ドーパミン・トランスポーターに限らず、脳内の物質を決めている遺伝子の配列に、人種の間で偏りが見つかるのは確実だ。実際たとえば、脳内のドーパミンの濃度を決めている酵素タンパクには別の種類もあって、こちらの酵素のアミノ酸配列を決める遺伝子には、たしかに人種間で違いが見られる。けれどこのような研究は、ナチズムの優生学のように、人種差別に利用される可能性があるから、大手をふって認められるような種類の研究ではない。それにもし差が見つかったとしても、それが本当に機能の違いにまで反映されるのか、というのはまた別の話である。だから、現在たしかにわかっているのは、人種の間で行動パターンにひどく大きな差が歴然と見られる、という事実だけだ。しかし、ここが重要な鍵なのだが、「セックス・パートナーの数」という明瞭に数量化できるパラメーターは、単に計測できる物指しのうちの一つにすぎないということだ。その底にはたぶん、もっとずっと基礎的な、性向の違いが潜んでいるのだろう。たぶんそれは、数量化するのはむずかしいけれども、たしかに存在するような、

「行動の活発さ、抑制力の大小」

とか、

「外向的・内向的」

とかいう、根本的な性向の違いだ。発生の由来が社会的なものか、遺伝的なものかはわからない。だがとにかく、そんな基本的な性質の違いが、人種の間にはあるだろうと思う。直感的にも私たちはそう感じている。

ただ科学には科学の倫理というものがあり、それは、「結論できるだけの十分な証拠がない場合には結論しない」というものだ。私は科学者の端くれだから、ふだんはこの倫理を守って暮らしている。それに私にとっては、東洋人と西洋人の行動パターンに生まれつきの違いを認めるという行為には、「人種差別」という言葉がつねにつきまとってしまう。私自

身これまでずいぶんと差別を受けてきて、差別する人間の愚かさや、差別されたときの悔しさは、身に沁みてわかっている。だからこそ、同じことを人にするのはやめようという気持ちが強い。で、なおさら、人種間の性質の違いということについては、判断保留の立場をとっていた。

だが今回、そんな違いの一つに、ひとときではあったけれど、科学的な根拠が与えられた。そこで私は、人種間の違いを、ひとまずは素直に認めてみるべきではないかと思い直した。そう思ったが最後、まるで堰が切れたように、私はひと月ものあいだ、そのことだけを考えて過ごしていた。おまけに考えていた場所が悪かった。先ほど「学会参加で大学を留守にしていた」と書いたが、その学会はイタリア国境に近い、海抜二〇〇〇メートルのスキーリゾート村でおこなわれたのである。私はフレンチアルプスの山奥で、寒さと低酸素症に苦しみながら、考えていたのだ。

招かれたので私はその学会に行ったのだ。だが高地に慣れないため、私の頭はふらふらだった。おまけに私はスキーが嫌いである。スキー客のあの独特の軽薄さが、大嫌いなのだ。運悪く、

「ドーパミン・トランスポーターの活性には、人種間で違いがあるらしいぞ」

と思っていたときだったので、体調不良で不機嫌だった私は、ヨーロッパ人スキー客の騒がしさと、この「科学的な根拠」とを結びつけて考察した。すなわち、

「スキーというのは、すぐれてヨーロッパ的なスポーツである」

さらに悪いことに、学会参加者であると同時にスキー客でもあった科学者たちは、学会の余興に、なんと「仮装大会」を開催した！　インド人やアラブ人の格好をまねた高名な研究者たちが、素っ頓狂な奇声をあげながら、会場ホテルの食堂を徘徊していた。私は重い頭を抱えた。「オペラと能の違い」について思いを馳せたのは、じつはこのときである。まあ日本にだって歌舞伎という派手な芸能があるし、日本のスキー客も、軽薄さにおいては欧米のスキー客と変わるまい。だがそのときの私の脳は、低酸素と飲み放題のワインのために、むずかしいことを考える余裕はなかったのである。こうして私の「東洋回帰針」は、一八〇度振れてしまったのである。

6　ヨーロッパ精神の特徴

遺伝上の違いか、社会文化上の違いか、はたまたその両方かは、わからない（私個人は両方だと思う）。わからないが、ごくごく素直に考えて、東洋と西洋の文化の間には——「文化」が大げさなら「行動パターン」の間には——ある質的な違いがある。この直感を、私はひとまず認めた。すると私の中で、「東洋回帰」が起こった。

東洋回帰または日本回帰という言葉は、私の世代ではあまりよい意味合いをもって使われた言葉ではなくて、それはふつう、

「若い頃フランス文学にかぶれた作家が、歳とって東洋回帰し、日本政府の侵略戦争を支持する御用作家になってしまった」

という場合に使われた。高村光太郎、武者小路実篤、横光利一といった、白樺派や新感覚派と呼ばれた作家たちである。けれど本当の意味での東洋回帰はたしかに存在する。じつは私がつらつら鬱々と考えていた東洋回帰の内容について、そんな本物の一人が、次のように格好よくまとめてくれていた。


西洋文化においては、空間が時間を凌駕 dominer する。日本文化においては、時間が空間を凌駕する。


「おいおい。セックス・パートナーの数から、なんでそこまで話が跳ぶんだよ」

そう思われる人もいるかもしれない。だが、東西の間にある性向の違いについて考えつめてゆくと、話はどうしてもこのような、考え方の根本的な違いにまで下ってゆかざるをえない。そしてまた結論めいたことをここで言うと、

西洋流の空間中心の考えによっているかぎり、心と脳についての理解は進まない。東洋流の、時間凌駕の考えに転換する必要がある。

右で引いた西洋＝空間、日本＝時間という定式化は、二〇〇八年に亡くなった思想家、加藤周一（1919-2008）のものである。正確には、二〇〇九年一二月、加藤周一没後一年を記念して、パリの日本文化会館で開催されたシンポジウム「加藤周一における時間と空間」において、京都産業大学のジュリー・ブロックが引用したものである。生前の加藤と親交があったブロック氏は、そのシンポジウムのチェアパーソンをつとめていた。

加藤周一は右のテーゼを、文学・建築・絵画などに現われた東西文化の特徴を注意ぶかく比較・考察して導いた。けれど私は、時間と空間のどちらに重きを置くかというのは、心と脳の関係について考えるうえでも、決定的な意味をもつと思う。その具体的な展開は第二章以降に詳しく述べる。ここでは、東西の行動パターンの違いという点についてもう少しわかっていただくため、もう一つの興味ぶかい発言を紹介する。それは「文学界」一九九三年一一月号に掲載された埴谷雄高（1909-1997）と中沢新一（1950-）の対談の中での、埴谷雄高の言葉だ。この対談は後に、『瞬發と残響』（未來社）という単行本に収録されたので（埴谷、一九九六）、ここではそこからの引用になる。

埴谷雄高はまず、中沢新一とともに、

「ユダヤ・キリスト教やイスラム教は、敵を滅ぼしたときに初めて世界平和が来るとしている」

と指摘した。そして、こう続けた（同九ページ）。

「そこにヨーロッパ思想の大きな問題があるんですね。完全に相手を滅ぼすなんてことは不可能であるにもかかわらず、彼らはそれをやらなきゃおさまらないんだから。相手を一人残らず絶滅しなくては平和はこないという考え、これはローマとユダヤの時代からヒットラー、スターリンまでずーっと続いてきている。これはほんとに驚くべきことだけれども……。

（中略）

しかも、そういった哲学が、西洋の精神の全体の根底を支えているわけだ。たとえば自然科学という、不偏不党、完璧に中立で独立してると思うようなものもそうでしょう。数学という、これほど客観的な真実を告げているものはないと言われているものにしたってそうですね。……（中略）ヨーロッパの数学はだんだん行くと、無理数とか、虚数とか、要するに割り切れないものが出てきちゃうわけですね。だから割り切れるような姿勢でいながら割り切れないものがあるということは、ヨーロッパはちゃんとわかってるわけだけど、その割り切れないものを、日本みたいに曖昧な何かにくくってしまわないで、無限に割り切ろうとする。これはすごいですね。円周率なんて、いまでも計算している人がどこかにいるそうだけれども、いったい何桁までいったんですか（笑）」

これを受けて中沢新一は、次のように指摘している（同九一一〇ページの発言を要約）。

「ヨーロッパはその割り切れない円周率を、πという記号に置き換えるというすごいことをする。記号や表象を、オプティミスティックに信頼している。このような記号への追い込みと、敵を絶滅させるという彼らのやり方とは、深いところでつながっている」

これに対しての埴谷雄高の発言が、また具体的で面白い。中沢の言葉のよい解説になっている（同一一一一二ページ）。

「この間、たまたまテレビを見てましたらＮＨＫで南アメリカの最南端の、南極に一番近いチリの町を扱っていた。ビーグル湾という、ダーウィンが訪れたところですが、最南端の町が海軍の基地の町になってて、しかもその先のさらに本当の最南端に数十人の人が押し込められていた村があるというんです。驚いたことに、そこに住んでいるのはモンゴロイドなんですよ。……（中略）よく聞いてみたら、ベーリング海峡が陸続きだった時代にアジアからアメリカ大陸に渡って、その後、南米までやってきて、さらに追い込められて追い込められてアメリカ大陸の最南端まで行っちゃった。……（中略）つまり、大陸的な絶滅というのは、追いやって追いやって、それでも許さなくて地の果てまで追い詰めていく。すぐ海の向こうは南極なんですよ。しかもケープ・ホーンというあそこの海峡はものすごく波が荒くてですね、どこにも行けないようなとこへ結局追い詰められてる。日本じゃあ、どこかで曖昧に受けいれて数百年で同じ日本人になってしまうけれど、向こうは最後まで許さないからね。僕もほんとに驚いちゃった（笑）」

この場合、モンゴロイド＝インディオを追い詰めていったのは、言うまでもなく、スペインをはじめとするヨーロッパからの移民者たちである（注一）。

右の対話がおこなわれたのは一九九三年。この八年後――そのとき埴谷雄高はもういなかった――、イスラム教を信奉する人たちは、ユダヤ・キリスト教の親玉アメリカ合衆国の商業首都に武力攻撃をしかけ、新世紀の幕を華々しく開けた。激烈な憎みあいが生んだその後の悲惨な混迷は、ご存知のとおり。この問題は今世紀中には解決しないだろう。

埴谷が語った右のような執拗な行為は、中沢新一の発言も示したように、「数」とか「量」とかいう、「外在化された表象」――つまり境界のはっきりとした、目の前に取りだして指し示すことができるような対象――への愛着という偏執狂的な心理指向に、たしかに結びついているだろう。

私は思う。たぶん、西洋圏人のこの元来の性向ゆえに、我々の認知の一形態にすぎない「空間＝数・量」が、アプリオリなもの（カント）として信奉され、「客観」として固定されたのにちがいない。そしてここのところ、西洋由来のこの大もとの入り口が、私たちが心と脳を考えるうえでの最大の障壁になっている。

7　回帰してどうするのか

埴谷雄高と中沢新一によって、ヨーロッパ精神の特徴であるととらえられた、無限に割り切ろうとする態度。記号や表象へのオプティミズム。空間的にはっきりした数・量というものへの偏愛。これを埴谷雄高は「ヨーロッパ精神にある徹底性」（同九ページ）と言った。でもこれはまた、「ラテン的明晰さ」と言われる態度の特徴でもある。

乾いて明るい、あの地中海の光と風。

表現されないものは存在しないという、あの陽気で楽観的な風土。

そのメカニズムの由来はわからない。けれどラテン思想の根元には、この一種の軽さというか、陽気さというか、注意を外に向けて発散させるという種類の健康な性向が、たしかに見受けられると思う。あの、幾何学的に均整のとれた建造物に象徴されるような、空間への嗜好・偏向が、たしかにある。

これに比べると私たち東洋人は――と言って悪ければ日本人は――、もっと曖昧である（同一二ページ）。私たちはもっと内向的・内省的で、ラテン的明晰さを欠く、暗い人間である。私たちはすべてを数量に還元して、はっきりと、明るく、割り切って提示しようとはしない。むしろ反対に「行間を読む」と言い、饒舌よりは沈黙を重んじ、何か表現されえないもの、取り出して見せられないものがあると感じている（「もの言えば唇寒し秋の風」）。空間をごてごてとモノで埋めるよりは、むしろ、モノの配置と関係によって、表現されえないものを伝えようとする態度を好む（龍安寺の石庭）。言葉――記号・表象――によっては表わされえないものがあると、秘かに信じている。そんな、表現されえない「内側」にあるものこそが――言い換えれば、内省によってしかとらえられない、しかしたしかに継続してゆく何ものかこそが――、重要であると思っている。

そのものこそが、時間だ。

西洋文化の洗礼を受けた現代日本人は、ヨーロッパ起源のあの、外向的で陽気な楽観を、

いったんは受け入れる。だが歳を取るにしたがって、

「それだけではないだろう」

と感じるようになる。そしてだんだんと東洋回帰してゆくのではないか。東洋回帰には「ドーパミン性神経の活動が歳とともに減ってゆく」という科学的背景もあるが、これについてはここでは論じない。(注二)とにかく発生の由来はわからないから、そのメカニズムについては保留するが、

「東西の文化・行動のパターンには明らかな違いがある」

という直感を、私は認めてみた。

では認めてどうしようというのか。

私は、我が専門分野である脳科学・神経生物学が、究極の問いであると公表しているあのテーマ、「心とは何か」というテーマについて、もう一度だけ、自分の内なる声に耳を傾けながら、考えてみようと思った。空間よりは時間、延長よりは持続、量よりは質。私たち東洋人が、脈々と培ってきたのであろう思考のパターンをまず認め、そこから「心と脳」について、もう一度だけ、なるべく視野を広くとって、考えてみよう。

私事で恐縮だが、西洋人がいかに空間好きかを示すエピソードで、章を締めくくろう。

一九八三年の初春、私は大学を卒業したその足で、単身ニュージーランドへ旅立った。

パーマストン・ノースという町にある、マッシー大学大学院（獣医学部）へ編入するためだ。ところがパーマストン・ノースへ着いた私は驚いた。それは人口数万のとんでもない田舎町で、かろうじて集落はあるものの、肝心の人がいなかった。大学も夏休み中で、キャンパスは森閑としていた。どこへ行っても誰もいない。いるのは羊ばかりである。着いて三日目の朝、とにかくもう一度大学へ行ってみようと、私はホテルを出て、大学行きのバスがとまる停留所まで行った。バスはなかなか来なかった。隣にいた男性に下手な英語でたずねると、その人が何か言うよりも先に、かたわらのベンチに座っていたインド人青年がすばやく答えた。

「そうだ。大学行きはここでいい」

どうやら見慣れない東洋人を、さっきから観察していたらしい。聞けばその青年は、大学のビジネス学科に籍を置く、インド系マレーシア人留学生だという。「マニカム」と名乗ったその学生は、住む場所も決まっておらず、ホテル暮らしだという私を、彼のフラット（複数が住めるアパートメント・ユニット）の居候に、こころよく迎えてくれた。

その週末のこと、何かの用事で通りに出た私とマニカムの目の前を、ラグビーパンツにTシャツ姿の現地男子学生が数人、ぶらりぶらりと肩を並べて通り過ぎていった。太い脚を剥き出しにし、ジャンダル（ビーチサンダルのこと。ジャパンからきたサンダルの意で、ニュージーランド人が愛用する）をつっかけて、どこかへ向かってだらしなく歩いてゆく。マニカムは彼らの背中を見ながら、皮肉っぽくこうつぶやいた。
「キウィ（イギリス系ニュージーランド人）は、ああやってふらふらと出歩くのが好きだ。ああやってお互いのフラットをたずね合ったり、女の子のフラットへ遊びにいったりするのだ。だが、僕ら東洋人は、ああいう行動はとらない」

この記憶がなぜか私の脳裏に強く焼きつけられ、何かの拍子にまざまざと蘇るのである。今思えばそれは、生まれて初めて西洋由来の社会に住んだ私が、「あちら」と「こちら」の違いを、頭ではなく、肌で、感じた瞬間だったからなのだろう。

あれから四半世紀以上の時が過ぎた。今なら私は、右の学生の行動について次のように解説できる。

「散歩というのは西洋人一般にとって、有意義な時間のつぶし方と取られているのだ」

西洋諸国に住んでみればわかるが、西洋人は散歩などの空間探索行動が大好きである。休日の午後ともなれば、街の公園はぶらぶら歩きをする市民たちで混雑するし、彼らの旅行の仕方にも、空間志向が強く出る。日本人や中国人は見物する範囲の中にある対象を「線」で結ぶ。つまりそれぞれを別個に見物する。だが西洋人は、見物する対象を含む領域を「面」として、空間的にカバーする。つまりその範囲内をぶらぶら歩き回るのだ。

さらに私はこんなふうに屁理屈をこねることもできる。

「西洋人の脳内には遊離ドーパミンの量が多い。だから興味を引く対象がそこら辺に散在することになる。その結果として、空間探索行動が盛んになるのだ」(このような探索行動を、動物行動心理学では random foraging と呼ぶ)

これはこれで面白い理解のしかたの一つだ。だが私がここで言おうとしているのは、そういうことではない。そうではなくて、「あちら」と「こちら」の違いを直感としてまず認め、自分の感覚がよって立つところに素直に耳を傾けてみようということだ。そしてそこから、「心と脳」について、もう一度だけ考察してみようということだ。

あの昔以来、私は一貫して西洋社会で暮らしてきた。ニュージーランド、イギリス、フランス、アメリカ、またフランス。これには学問上の理由のほかに、当面の経済的な理由があった。個人的な理由もあった。仕事上の要請や、生活のための都合で、私は私なりに、真摯に、身を削って、順応努力を積んできた。だがそんな私も歳には勝てなかった。私の脳内のドーパミン性神経の活動は下降してゆくばかりだ。そうして私は東洋回帰していった。もうそろそろこの辺で開き直っても、バチはあたるまい。人は歳をとると、昔に帰ってゆくものだ。

「三つ子の魂百まで」

まだ百の半分だけれど、もう待てない。さてそのゆくえは如何に。

第二章　量では駄目である――道元の唯心論と脳科学

1　禅との出会い

「禅」と聞いて、あなたは何を思い浮かべるか。

「両手をぴしゃりと叩く。さて鳴ったのはどちらの手か」

なんていう禅問答を思いだす人もいるだろう。または、足が痛いのを我慢して座禅瞑想、ちょっとでも気がそれると、後ろからいきなり叩かれる、という参禅風景か。

「大谷」という姓が物語るように、私の家系は「南無阿弥陀仏」の他力本願・浄土真宗なのだが、小さい頃からなぜか禅には興味を抱いていた。あの厳しい自力本願が、格好よく見えたのかもしれない。だが私が実際に禅に触れたのは、高校生のときだ。私は浦和高校という埼玉県の進学校で落ちこぼれていた人間だが、浦高は進学校ではあったが、当時はまだ、旧制中学時代のバンカラ気風も残しており、質実剛健を旨とし、数々の名物先生が奉職されていた。その中の一人に、東大でインド哲学を学んだという漢文のF先生がいらっしゃった。背筋をぴんと伸ばし、鋭く痩せたこの老先生は、外見どおりの大変な潔癖漢で、テストの点が悪いと本当に学生を落第させるというので、みんなから怖れられていた。

このF先生が、あるとき授業の中で、曹洞宗の開祖・道元（1200-1253）に触れ、こんなことをおっしゃった。

「道元の思想は非常に深いです。それをあらわした著作としては、『正法眼蔵』よりむしろ、『正法眼蔵随聞記』の方がすぐれていると、私は思います」

ゆっくりとした、確信を含んだ口調であった。私は、

「こんな怖ろしい人物が手放しでほめているのだから、道元というのはすごいやつにちがいないぞ」

と、知りもしない道元に、畏敬の念を抱いた。私はけっこうませた子供で、高校入学前の春休みに『方丈記』を原文で読み、それを写筆したりしていたが、さすがに道元にまでは手が出なかった。

ところがそんな私が、高三の師走に、ひょんなことから参禅体験をもった。もう大昔で笑

い話になると思うから書くけれど、二学期の期末テストの数学で私は大赤点をとった。受験を間近にひかえて前途を悲観、どこをどう考えが巡ったのかよく覚えていないが、とにかく、禅でも組んで性根を叩き直そうと思ったのである。

「馬鹿か。そんなことしてないで、家で答案の復習でもしてろよ」

そう思われるだろうが、それはハタの意見である。当人は受験をひかえてお先真っ暗。ちょうど、捕獲された鳥がカゴの中をバタバタと飛び回るように、生物学でいう暴発行動に出たのであった。

私が選んだのは、北鎌倉にある臨済宗総本山・円覚寺。ほんとうは当然、曹洞宗の総本山・永平寺へ行きたかったのだが、北陸は埼玉からは遠かった。私には貯金というものがなく、夕刻家を出る前、動転している祖母をむりやり説き伏せて、五〇〇〇円だけ恵んでもらった。それで、臨済宗で我慢したのである。

直談判してでも禅を組ませてもらおうと、私は意気ごんで円覚寺を訪れた。すると門柱のかたわらに毛筆の掲示板が掲げられてあり、「暁禅」というのを、早朝にやっているという。どうやら無料で、誰でも参加できそうだ。そこで私は直談判をすぐにとりやめ、その暁禅会に参加することにした。で、その晩はとにかく、道端のベンチで、ふるえながら眠った。そして翌朝、禅を組んだ。

私はそれを二日くり返した。

たった二日でやめたのは、お金がなくて旅館に泊まるわけにもいかず、凍死しそうになったからである。無謀なことに私は寝袋さえもっていなかった。いくら温暖な南関東といっても、一二月の夜は冷える。とくに二日目の晩は気温が下がり、屋外で眠るのは死を意味した。……で、どうして夜を過ごしたかというと、交番で眠らせてもらった。といっても補導されたのではない。ふるえながら歩いていたら、ラッキーなことに道端に交番があったのである。事件でもあったのか、お巡りさんはいない。ドアは開けっ放し、ストーブも付けっ放しだ。「やった」とばかり、私はそこで居眠りを始めた。明け方近くになっても、警官はもどってこなかった。とにかくこのようにして、凍死だけはまぬがれた。今思えば、大胆な高校生であった。

で、私は悟ったか。

いや、猫に小判であった。たった二回の参禅で悟れるのなら、苦労はない。ただ円覚寺の禅僧はやさしかった。慢性の足首痛のためにもじもじしている私に、

「足はそのままでよいから」

と、ゆるく組むのを許してくれた。ラグビー選手だった私は、いつも足に何かの怪我を負っていて、そのときはもう引退した身だったが、慢性の捻挫痛はあいかわらず続いていたのである。……とにかく、ひと目で何か訳ありとわかったろうに、意に介さない様子で参禅を許してくれた円覚寺の禅僧には、今でも感謝している。

2　量では駄目である

話を元にもどす。

高校のF先生は、『正法眼蔵随聞記』の方が『正法眼蔵』よりすぐれている、とおっしゃった。そのとき理由もつけ加えられたはずだが、そこまでは覚えていない。だが本屋で見れば明らかなように、『随聞記』は薄っぺらいが、『正法眼蔵』本巻は複数冊からなっている大部で、怖ろしく分厚い。そこで私はF先生のお言葉をありがたく頂戴して、『随聞記』に目をつけた。父の蔵書には『岩波古典文学体系』があって、そこには『方丈記』同様『随聞記』も入っていた。そこで私はそれを睨んだ。

目をつけ、睨むこと一〇余年。

私が『随聞記』を岩波文庫版で読んだのは、二〇代も後半になってからであった。しかしF先生のお言葉に反して、今ひとつぴんと来なかったのである。

「こりゃ駄目だ。ゆくゆくは本巻に当たらねばならんだろう」

そう意気ごみ、私は運命の機会をうかがった。だが『正法眼蔵』本巻は手強そうだ。

意気ごみ、機をうかがうこと二〇余年。

私が『正法眼蔵』全七五巻を、石井恭二の現代文訳（河出文庫）で読んだのは、四〇代も後半になってからであった。原文や読み下し文では歯が立ちそうもなかったから、現代文訳で妥協したのだ。ところがそこには、ものすごいことが書かれてあった！

第六巻「行仏威儀」を見ると、悟りに至る姿勢についての教授があったあと、道元はいきなり、

「量では駄目である」

という。そして続ける。

「量るということの手におえないのである」（第六巻「行仏威儀」第一分冊・一二二ページ）

「あれはすごい。量では駄目であると書いてあった」

あるとき畏兄にそう言うと、

「そんなことは当たり前」

平然と彼は言い放った。なんでも「量に還元しない」という態度は、禅では基本中の基本なのだそうだ。それはそうかもしれないが、こちらはそれまで四半世紀もの間、ただひたすら活動や機能を「定量化して表わす」のを職業にしてきた男である。今さら「量では駄目」と言われたって困る。……ただ、困るのは職業上の活動においてで、それを離れた身になって

みれば、この言葉に、

「よくぞ言ってくれました」

という感慨がつのったのは事実だ。しかもこれが、一三世紀初頭にすでに言われていたのだからやはりすごい。さて、

「量では駄目」を、もし受け入れてしまうと、科学研究は成り立たなくなる。しかしその一方で、もう一つの広大な世界が開けてくる。

本章では、私の専門の脳機能研究「心の脳科学」にからめつつ、このことについて考えてみる。なぜ量では駄目なのか。そもそも量とは何か。そして「量では駄目」を受け入れると、どんな世界が眼前に開けてくるのか。

3　量に換えるのが科学の仕事

まず科学研究の現場では、「数量化」がぜったいに不可欠である。というより、「数量化」は大前提である。数量化して表わすことができないものは、事実上、存在しないものである。

もし私が学生に、

「わかったかな。量では駄目である」

なんて口走ったら、学生は、

「先生、頭おかしくなったんじゃないの」

とびっくりするにちがいない。それほど、過去五〇〇年あまりの間、我々の西洋の先輩たちは、「主観」を排するのを前提としてやってきた。つまり、そこでは、

「数・量は客観である」

というのが、アプリオリな前提なのである。なにしろ「アプリオリ＝先験的」なのであるから、これに疑問をはさむ余地はない。

あの有名な「クォリア qualia」にしたってそうだ。

赤を赤いと感じるとか、痛みを痛いと感じるとかいう、あの「主観的」と言われる「質感」。これすらも、科学研究としての脳科学・神経心理学の題材になると、量に還元される。というより、量化して示すのが科学の仕事なのだから、定義上、それ以外の方法はない。

一つ簡単な例をあげよう。

サルなりヒトなりが、赤い物を見ているとする。このとき彼らが感じている「クォリア」を脳科学が「解明する」という場合、どんな手段をとるか。だいたい、次のような方法をとる。

まず脳内のここぞと思われる部位に、あらかじめ幾本もの電極を植えこんでおく。そし

て、赤い物を見ているときと、まったく同じかたちだが、赤くない物を見ているときに起こる、脳細胞の活動の様子を記録する。そして、「赤」と「赤くない」の違いを除いて、他の条件がまったく同じだったとき、この二つの条件のもとで見られる、脳細胞の活動の差をさがす。この差こそが、「赤」という質感に関係があるだろう、ということになる。

ただし「質感」というのは、厳密には対象が目の前になくても、想像の中で感じることができる「内なる感覚」だから、私たち科学者は、さらに、

「赤を想像してください」

という注文をつけて、そのときに脳細胞が示す活動と、まったく同じ条件のもとで、赤以外のものを想像しているときに脳細胞が示す活動とを、比較するだろう。このようにして、限りなく、「赤そのもの」に対して反応する脳細胞の群れを、つきとめてゆくだろう。そうしてそれら脳細胞の、脳内での分布、活動の頻度、活動するタイミングなどを、数量化してゆくだろう。さらにそれらを、座標軸上などに図示し、数式をあてはめたりして、抽象化するだろう。そしてこのような作業が、一応の完成を見たとき、科学者たちは、

「これらの脳細胞の、この種類の活動が、赤というクォリアを生んでいる」

と結論づける。

ただ、実際は、人間の脳にそんなにたくさんの電極を植えこむのは、道義上許されないし、サルを使わせてもらうとしても、技術的にむずかしい。それに、サルには言葉がないか

ら、「赤を想像している」という状態を、確実に隔離して扱うのが困難だ。ヒトで、機能的磁気共鳴画像法を使って実験することはできるが、今のところは、画像解析能の限界のために、電極による場合よりも、はるかに単位時間あたりの情報量が落ちる。だから、右のような実験は、現在ではまだ架空のものだが、もしも可能になったなら、だいたい、右のような方法が取られるだろうと思う。

4　なぜ量では駄目か

しかし、右の方法には、決定的な限界がある。それは何か。

第一に、

「そもそも、なぜ、脳細胞の活動頻度の変化などが、「赤」という感覚を生むことができるのか」

という肝心かなめの点が、不問に付されている。

第二に、

「『赤』という質感は、そもそも、空間（脳）のどこか一部に還元することができるような性質のものなのか」

という基本中の基本の論点も、まるでそんな疑問はないかのように、知らんふりされている。

これもよくない。

だが脳科学者は、たぶん言うだろう。

「そんな問題は、私たちの扱う問題ではない」

と。そういうこの私だって、もしも研究室に哲学者が現われ、似たようなことを言ってからんできたら、そう答えて追い返すと思う。なぜなら、私の研究室は、定義上、科学研究の現場であって、科学研究にいそしむのが、私の職業だからだ。ただし私の場合は、そのように答える一方で、

「これらの脳細胞の、この種の活動が、赤というクォリアを生んでいる」

なんて無責任なことも言わない。少なくとも私は、脳科学の手法の利点と、その限界とを、私なりに考えているつもりだからだ。だって大体いったい誰が、数量化された特質（＝脳細胞の発火）と、数量化して表わすことができない特質（＝赤という感覚）とのあいだに、一方通行の因果関係がある、などと証明したというのか。それだったら私は、

「赤というクォリアが、これらの脳細胞の、この種の活動を生んでいる」

と言う方を選ぶかもしれない。そう言ったら、間違いなのだろうか。それが間違いであるという根拠を、誰かが本当にもっているとでも言うのだろうか。

ただ最近では、これらの点については、脳科学者たちも以前よりは注意深くなってきている。なってきてはいるが、基本線は、やっぱり変わっていない。日本国内での事情がどうなのかは、日本に住んでいないのでよく知らないが、(注三)少なくとも、欧米の脳科学研究の現場ではそうである。

また例をあげよう。

二〇〇九年度、パリ・フィッセン財団 Fondation Fyssen の国際賞を受賞した、ロンドン大学の神経心理学者、C・D・フリス C.D. Frith（1942-）は、二〇一〇年三月に、パリの高級ホテルでおこなわれた受賞記念講演で、こんなふうに発言していた。

「どのようにして、心の活動が、脳の物理的活動から現われ出るのか。How mental activity in the mind can emerge from physical activity in the brain」

会場でこれを聞いていた私は、びっくりし、

「おお。表出・出現 emerge などという単語を使って、因果関係についての問題を微妙に回

避したな」

と思った。うかつにも私はそのとき、フリス氏の名を知らなかったのだが、脳活動の画像解析などで、非常に有名な研究者だということが、のちにわかった。

フリス氏は記念講演を前にして、考えたのだと思う。なにぶんフランス科学アカデミーのお歴々やら、理屈っぽいフランス人研究者やらが、目の前に居並ぶのである。選考委員の一人で、「ニューロン人間」で有名なジャンピエール・シャンジュー Jean-Pierre Changeux（1936-）氏も例年どおり来ていた。これでは口が裂けたって、

「脳はどのようにして心を生みだすのか」

なんて無責任なことは言えない（ところで「生みだす」は、英語にするとcreateかproduceか、あるいはgive birth toなのかな?）。かといって、

「脳の物理的活動は、どのようにして心的活動に関係relateしているのか」

では弱すぎる。脳の物理的活動と、私たちの心的活動とが、時間上重なって起きているのはとりあえず明白だ。そして一方が変わると、他方もたしかに変わるのだから、何らかの関係・相関があるのも自明だ。

これは私の勝手な想像だから、まちがっていたらフリス氏に謝らなければならないが、彼はたぶん、

「create/produceとrelate/correlateの中間くらいの、よい単語はないかな」

と考えて、emergeにしたのではあるまいか。いや彼くらいになると、もう場慣れしていて、いつもこの単語を使うことにしているのかもしれない。とにかく多少の苦労をして、フリス氏はこの表現を選んだのにちがいない。その苦労はわかる。わかるが、言い換えても、駄目である。なぜなら、

「現われ出てくる」

とは、いったい、どのように出てくるのか。なんて言うと、

「人の言葉尻をつかまえて、意地の悪いことを言うやつだな」

と、不快に感じる人もいるかもしれない。だがこの議論は、絶対に必要だろう？　なぜならこれまで脳科学は――少なくとも世間に向かって発言している脳科学者たちは――、この点について、つまり「量から量でないものがどのように出てくるのか」という点について、あまりにも楽観的で、あまりにも無責任だったと、私は思うからだ。もし問われたら、

「それは私たちの扱う問題ではない」

と答える切り札があることを知ったうえで、あいまいな言説を自分たちに許してきたのだ、とさえ言いたくなる。人によっては、このような問いを抱くことそれ自体を忌みきらう場合があったし、今でもあると思う。

「それは形而上学で、科学ではない」

というわけだ。でも、そんなことは、こっちだって百も承知なのだ。もしもそう言うのなら、

つまり、科学の側だけにつく、という潔癖を守るというのなら、そちらの方こそ、「心を生みだす」なんていう非科学的な言説は退けるべきなのだ。

そこでフリス氏の「表出・出現」について、ここで少しばかり掘り下げてみる。なぜ量では駄目なのかが、わかっていただけると思う。

ふつう、emergeという単語は、たとえば、

「隠れていた逸材が、何かの機会ににょきにょきと頭角を現わし、学会やら業界やらで認められるようになる」

という場合に使われる。つまり、水面下にあった潜在能力が、何かの機会に、水面上に出てくるわけだ。そしてこの点が重要なのだが、emergeという言語使用の習慣では、その際、潜在能力をもったそのものは、何らかの力が加わることによって、「成長」とでも言うべき、質的な変化を遂げている。たとえば、たけのこは成長して、地中から地上へとemergeするのである。だから、

「脳の物理的活動から、心の活動がemergeする」

ともし言ってしまうと、脳細胞の電気的活動やら、神経伝達物質の放出やらといった物理的

な活動に、力なりなんなりが加わり、質的には多少とも異なる心的な活動が、にょきにょきと姿を現わす、ということになってしまう。明らかにこの事態は、たとえば以下のような事態とは違う。つまり、

「脳細胞の軸索の膜が、八〇ミリボルトの電位変化を起こした結果、神経伝達物質の分子群が、その膜の中から、膜の外へと、姿を現わす」

というような「姿の現わし方」とは違う。そもそもこちらの場合は、人はそれをemergeと呼ばず、放出releaseと呼ぶ。要するにこちらの場合は、すべて数量でカタがつく。電位変化の地理的な分布と、その度合いの数値、神経伝達物質の分子の数と、それが出てくる場所の、膜の上での特定。ところが前者の「心的活動」の方は、誰が見ても明らかだと思うが、数量ではカタがつかない部分がある。赤という質感の度合いの数値と、それが現われ出てくる場所や分布の、地理的な特定、なんて、やってみるまでもなく、できないだろうと想像がつく。だから、

「この神経伝達物質の、この場所での、これくらいの放出から、赤という質感が現われ出てきます」

と仮に言われたって、そう簡単には納得できない。なにしろ相手は

「モノから、モノでないものが生まれ出てくる」

と言っているのだから。

5　量で駄目でないこともあるが

でもあまり数量をけなすと、

「おまえ数量差別主義者なのか」

なんて不当な非難を受けるかもしれないから、以下に、私はべつに数量を差別しているわけではない、ということを簡単に示してから、話を次に進めることにしたい。ちょっとだけつきあってほしい。

その通り、脳科学は心の形成や発現に関係があると信じる現象を、数量化して表わすのを仕事にしている。そしてこれにはこれで、得るところがないわけではない。いや得るところは大いにある。

ざっとおさらいすると、私たちが「赤い」とか「痛い」とか感じているときに、脳の中をのぞいてみると、ある場所の脳細胞の群れが、たしかに膜電位を八〇ミリボルトばかり変えている。その結果、その脳細胞の根（軸索）の先端から、ある種類の物質が、ある量だけ、放出される。すると今度は、それを受けた脳細胞の膜が、ある電位の変化を起こす。それが十分に強いと、今度はこの受け手の脳細胞の膜が、八〇ミリボルトの電位の波を起こす。と、このようにして、興奮の波は、脳内のネットワークの中を、つぎつぎと伝播してゆく……。

この際、これらの脳細胞の「脳の中での地理的な位置」や、「放出される物質の種類とその大体の量」は、かなりの程度確実に記述することができる。で、こんな感覚や感情の数量化には、どんな利点があるか。少なくとも、次のような三つの利点を私はあげる。

一、当該する脳細胞に働きかけることで、私たちはその人の感情を変えてしまうことができる。たとえば、当該する脳細胞の膜の電位変化をおさえてしまうとか、反対にそれを促進させる。あるいはその脳細胞を破壊してしまう。すると、その脳細胞がかかわっていた感情は消えるか、いちじるしく変貌する。「心的外傷後ストレス症候群（ＰＴＳＤ）」と呼ばれる精神の病気の治療には、実際こんな方法が検討されている。ＰＴＳＤは、「ベトナムで人を殺した」とか、強いストレスを経験したために、国に帰ったあとでも、その嫌な記憶が勝手に脳裡によみがえってきて、生活にさし障りが出るという病気だ。そんな元兵士に対して、その人の脳細胞を電気刺激することで、嫌な記憶を消してしまうという試みが実際に進んでいる（大谷、二〇〇八）。

二、脳細胞が信号に使っている物質の効果を、上げたり下げたりすることで、その人の感情を変えてしまうことができる。第一章で紹介したパーキンソン病の患者さんは、そのよい例だ。この場合は、ドーパミンという物質の効果を高めたために、患者さんの欲望が大きく変化してしまった。これは副作用の例だが、うつ病とか統合失調症とかの治療には、現段階では大部分、この方法が採られている。つまり簡単に言えば、感情の数量化は、心の病に対する治療薬の開発に役立つ。

三、人間関係の円滑な調節に、ある程度まで役立つはずである。つまり、人と何かトラブルが起きたとき、「ああ、あいつの脳の中では、あそこのニューロンが興奮しすぎるわけか。可哀想なやつだな。病気だな」と相手を許す気になる。

最後の点は、私が冗談で言っていると思うかもしれないが、いいやマジである。以前ある科学記事の中で、オックスフォード大のL・アイバセン L. Iversen という研究者が、街角で寄り添って煙草を吸うカップルの写真を載せ、次のようなキャプションを付けたことがある。

「側座核の芯部をいっしょに刺激しているカップル」

これは、ニコチンによる快楽と、それによって起こる喫煙依存の大きな部分は、脳の「側座核」という核の芯部でドーパミンの放出が増えることによって起こる、という研究成果をふまえている。

私は、このように感情を物質の言葉に置き換えてしまうことで、私たちは感情をいわば相対化することができると思う。そして感情を、もっと醒めた目で見ることができるようになると思う。そしてゆくゆくは、科学的な知識による感情の相対化と、それによって可能になる私たちの認識の覚醒化は、人間関係の円滑な形成に、ある程度まで貢献できるのではないかと考える。……と言ってもこれもやっぱり程度問題で、ものすごく理不尽なことをしているやつを、

「あいつの視床下部は、ずいぶんと興奮しやすいなあ。許してやろうか」

とはなかなかならないのは、私にだって経験があるのでよくわかっている。たとえば私の昔の上司に、そういう人物がいた。そのひどさといったら、

「こいつの視床下部には、火薬でも詰まっているのか」

と疑いたくなるほどだった。私たち下で働く研究員は、ずいぶんと苦労をしたものだ。少なくとも私は、この体ばかりでかくて子供のような教授の、理不尽な行為を許すことはできなかった。実際、一度私は、研究室で彼と怒鳴りあいの大喧嘩をしたことがある。この教授は後に、自分の長年の悪行がたたり、大学行政で失脚して、追われるようにパリ第6大学から去っていった。それはまるで、ローマの暴君カリギュラの末路を見るようであった。

6 数・量もじつは主観

話がそれた。

とにかく、脳科学による心の数量化というのは、実利に富んだ方法である。感覚や感情の発生には、脳の中での物質の変化が伴っている。だからこの物質の変化を数量的に記述しておけば、次にはそれをもとにして、物質によって脳に働きかけ、物質によって感覚や感情を変えてしまうことができる。

「これは便利だ。それでよし」

そう満足できる人は、それでよし。それ以上、私ごときがごにゃごにゃ言う必要はない。それは社会への大切な貢献だし、薬が開発されれば、経済効果も望める。いいことずくめである。それに大体こんな態度は、世間一般の人が脳科学に対して抱いているイメージと、よく合致していると思う。なぜなら私たち研究者が、一般の人に対して脳科学研究の内容やら、成果やらを説明すると、一番ひんぱんに返ってくる質問は、

「それが何になるんですか」

だからである。

これはよくわかる。誰でも病気は治したいし、生活を便利にしたい。親は子供に頭がよくなってもらいたいし、よくなった頭を使って、成功した生活を送ってもらいたい。こんな実

利のために貢献するのが、科学の第一任務だ。いや実際に、薬の開発とか嫌な記憶の消去とかは、脳科学の現実の課題だ。こんな実利のために、脳科学はもっと効用を発揮するべきだ。……ただ「頭をよくする」という点だけは、まだ発展途上だから、注意が必要である。脳トレ用のコンピューターソフトを使って訓練すると、よくなるのはコンピューターゲームの得点で、一般的な「頭」ではない（Katsnelson, 2010）。頭はそんなに簡単にはよくならない。頭をよくするには今のところ、もって生まれた能力に、地道にみがきをかけるしかない。

まあそれはとにかく、脳科学による心の数量化は、生活を便利にするのにたいへん役に立つ。しかし、ここが重要な点なのだが、では、**心の数量化によって、私たちが心をより深く知るようになるかというと、じつはそんなことはまったくない。**心の数量化によって深く知ることができるのは、心そのものではない。それは心の付随物・相関物の方である。そして、それによってできるようになるのは、**心をコントロールするということ、**ただそれだけである。

だって、もしもあなたが、

「悲しいという感情は、脳のこの場所での、この神経伝達物質の、これくらいの放出によって生み出されています（現われ出てきます）」

と言われて、

「そうだったのか！　これで悲しみがよくわかったぞ」

と納得するだろうか。私ならしない。私は、それで悲しみを深く理解したと思うほど、おめでたい人間ではない。このことによって何かが変わるとすれば、それは、

「悲しみを対象として定義し、それを大きくしたり小さくしたりできるようになる」

ただ、それだけである。これはこれで便利だが、私はそれで満足など、絶対にしない。もしも悲しみを深く理解したいというのなら、私なら、次の手段をとる。つまり、

悲しみについておのずから考え、悲しみについての自己の経験を積んでゆく。

という手段をとる。そして科学というのは、この点については、まったくの無頓着なのである。そりゃ一般の脳科学者は、

「それは『文学』でしょう。そんな主観的なことは、私たちの任務ではありません」

とおっしゃるだろう。それに対して私は、まずもう一度、次のように答える。

「たしかにそれは科学の任務ではないかもしれません。でももしそうおっしゃるのなら、脳科学万能のような言い方も、私たちは、もっと控えるべきなのです」

そして、もし相手がまだ聞く耳をもっているようなら、私はさらにこう付け加えるだろう。

「数・量というのは客観 objective、悲しみは主観 subjective とされています。そして科学は客観を扱うのだから、『悲しみそれ自体』のような主観は課題の外で、非科学的だとされる。けれどじつは厳密には、この両者には主観・客観と言えるような違いはないと思います。数・量がもし客観なら、じつはまったく同じ権利において、悲しみも立派な客観です。逆に言えば、数・量も、悲しみと同じ、主観です。ですから、数・量を特別視する大義名分は、じつはないと思います」

「数・量が主観？　それはない。だって数・量は目の前に指し示して、他人に見せることができるではないか」

と意外に思う人もいるだろう。しかしあなたはまちがっている。

そもそもいったい数・量というのは何か。それは、私たちが、感じる対象の、その空間上の広がり、つまり「延長」に注目する、ということにすぎない。つまり「視覚」に注目する、ということにすぎない。

私たちは、おそらくたぶんに生得的な理由から、ふだん無意識のうちに、五感の中で最も多用されている「視覚」を重視している。そして、視覚をへて得ることができる情報を、嗅覚や聴覚や体性感覚など、他の感覚をへて得ることができる情報よりも、より確からしいと、アプリオリに認めてしまっている（「百聞は一見にしかず」）。そしてこの、視覚によって得られる感覚、つまり「延長」＝「モノの個数や大きさ」は、よほどの変わり者でないかぎり、疑う余地がないほど単純で、万人が同意するほど明らかなことだと、あらかじめ信じられている現実の一部である。いや一部にすぎない。**そして数量化とは、これら「単純」と信じられているパラメーターに、現実を還元するということ、それだけにすぎない**（加藤、二〇一〇、一〇八ページも参照）。

だが、右の判断に従わなくてはならないというユニバーサルな理由は、じつはまったくない。「視覚・延長」という、現実の一部にとくに注意を払うことを強制するのには、なんら正当な理由はない。**そんな強制はむしろ信仰である**。

だがまずいことに、この信仰こそが、西洋を中心として普及してきた自然科学の根本にある。もっと言えば、西洋由来の文化のおおもとに、根をおろしている。この信仰が、実利上のモノをいうのは、歴史が証明しているとおりで異議なし。だが、この判断自体は主観で、それを他人に強制できる道理はない。ましてや、それがものごとを知る唯一の手段ではまったくない。視覚の方が聴覚や嗅覚や体性感覚よりも確からしいとか、正しいとか思うのは、たんなる主観にすぎない。

だから、もし、目の前にあるボールが「一個」で、それが「客観」だというのなら、私が感じているこのものが「悲しみ」で、それが持続しているのも同じ権利において、「客観」である。

え、ボールは指し示すことができるが、悲しみは指し示せない？

なら聞くが、あなたは「一個」を本当に他人に指し示せますか。やってみなさい、できないから。一個を示すと、その一個はただちに、もっと小さな一個を内に含んでしまい、その一個を示そうとすると、すぐにまた、もっと小さな一個が現われる。どの一個を指し示しているのかは、あなた以外にはわからない。つまりあなたは、音楽という知覚を、焚かれた香を、またはこの悲しみを「指し示す」ように、ボールという知覚を指し示すだけだ。そしてもし、

「このボールが一個」

が「客観」であるというのなら、

「この音楽が一つ」「この香が一つ」「この悲しみが一つ」

も「客観」であると私は言い返す。そしてそれに付け加えて、こうも言うだろう。

対象の、視覚でとらえられる一部が、それをとらえている心の原因となることはできない。

こうして、視覚・延長の偏重という信仰を捨て、数・量特別視の偏見から自由になると、もっと広大で、もっと深い世界が、開けてくる。それは、私たち東洋人が培ってきたであろ

う世界、**時間の世界**である。

7 こぼれ落ちる現実

科学の態度と方法によってカバーできる現実は、じつは現実の一部にすぎない。このことを、私たちはもっと思いかえしておくべきだ。科学の方法によって現実をすくい上げようとすれば、砂をすくうと五本の指の間から、砂はさらさらとこぼれ落ちていくように、現実の大きな部分も、こぼれ落ちていかざるをえない。

いつか、パリ近郊にあるC大学の哲学教師・K氏と議論していたら、彼は両の人さし指で三角形をテーブルの上に描きながら、こんなことを言って笑った。

「科学というのは、三角形のこの輪郭を扱っているんですね。我々は、三角形のこの中味を扱うわけですよ」

そのときの私は、

「変なことを言う人だな」

と思っただけで、同意はしなかった。だが今思えば、おそらくK氏は、私が右で言ったようなことを考えていたのだろう。

ではこの、こぼれ落ちていく現実――つまり三角形の中味・あるいは現実の内容――を、どうすべきか。感じるこのものを、どう扱うべきか。

道元は次のように主張する。

「このとき云ってのけるのだ、『尽大地は自己そのものである』と」（拾遺「唯仏与仏」第五分冊・四八ページ）

「このように云ってのけられないときは、まったく云わぬと心に定めなければならない、云わないのだ」（同）

ここでは、分析の対象としての現実ではなく、**経験としての現実**が主張されている。経験としての現実とは何か。それは、自己がその現実に「なっている」というときの、その現実のことだ。私は現実を知覚している。その現実を見、聞き、その現実に触れ、その匂いを嗅いでいる。けれどそれは、現実の方が対象として別個にあって、それが私の心・脳に思いを起こしているのではない。そうではない。たとえば、風が起こって、私が風鈴の音を聞くとき、鈴の音が私の心に思いを起こし、心がそれを鈴の音として聞き取っているのではない（第一七巻「恁麼」第二分冊・二二一－二二三ページ）。

そのように考えるとき、私は、「風・鈴・心」をそれぞれ別々に立て——つまり空間的に別の点であると勝手に取り決め——、そのうちの「心」を主としている（同）。これこそがじつは、私たち脳科学者がふだん取っている態度、つまり、対象と自己とを空間的に峻別し、延長としての対象によって生じさせられる、「こちら側」の脳の活動が、「あちら側」の対象の知覚の原因である、とする態度だ。道元はこれに反対する。この考えは誤っているという。なぜなら、現実を経験するとは、じつは私が「現実になる」ということだからだ。私が尽大地を感じているとき、私は尽大地に「なっている」のだ。このようにして、私は時間を生きるのだ。だから、

「人の一念一念は一つ一つの山河大地と云うほかはない」（第四巻「身心学道」第一分冊・九六－九七ページ）

「諸々の現象が即ち心である」（同）

「すべての現象は心の活《はた》らきそのもの」（第六三巻「発菩提心」第四分冊・一三五ページ）

なのである。これをもし、私が私自身の発見した言葉によって述べるなら、以下のようになる。

モノとモノの認知とは、一つの同じことである。

8 対象としての現実ではなく

私が風鈴の鳴る音を聞いているとき、「鈴の音を聞いている自己」という事態が、出現しているのである。私の脳の聴覚野の細胞が活動することで、この鈴の音という感覚が生み出されているのではない。そうではない。そう考えるとき私は、「こちら側」と「あちら側」という、空間上の別の点を勝手に想定し、その二つをどうにかして結びつけようとしている。**この努力を、放棄すべきである。**感覚は脳の中にはないのである。なぜなら、「感覚は鈴の音」だからだ。「鈴の音」は、脳の中にはないだろう。

鈴の音は、起こって、私というできごとを、私という「空」を巻き込み、私とともに「そういう事態になる」。そういう事態になるとは、まさにそこに「**時間**」が起きているということである。

「時はすなわち存在であり、存在はみな時」(第二〇巻「有時」第二分冊・八四ページ以降)

である。「時」というのは、できごとが起こるということ。それは実体ではなく「空」＝作用＝内容である。そして作用・内容は、切れ目なく、脈々と、けっして繰り返されることなく、続いて起きている(第一三巻「海印三昧」第一分冊)。

一私人としての私は、このように考えるにいたった。だが、ここまでたどりつく道のりは、私には遠かった。私は、視覚として取り出される対象の一面（＝数・量そしてニューロンの発火）が、それを取り出している心（＝時間・内容）の原因であると、考えたかった。「そうではない」とすることは、リサーチャーとしての私の、アイデンティティに抵触したから。けれど、研究室においてのリサーチャーの第一の目的は、実利＝福祉の向上である。私人としての私がとる、唯心論思考の第一の目的は、いわば「哲利」＝体験と理解との深まり、である。私人としての私は、哲利を実利の上に置くことにした。

じつは私がここまでに述べたメッセージを表わすよい具体例が、『現代文訳　正法眼蔵』第四分冊の解説に、紹介されている。それは解説者の、作家で法政大学教授・藤沢周（1959-）氏の幼い頃のエピソードである。

藤沢周は故郷の新潟の町で、父親といっしょに満開の桜の花を見ていた。そのとき、ふとした疑問が心に浮かび、幼い藤沢周は、こうつぶやいた。

「桜は変だ……。桜が春になって咲くというのは、おかしいと思わねえ？　なんで桜は春になると、ちゃんと咲くんだろ？」

ふつうのお父さんだったら、

「いいところに気がついたねえ。それはだな」

と、いっぱしの説明を始めただろう。私だってそうしたと思う。それがまさしく、ルネッサンス以降の近代文明が推奨してきた「ロゴス」というものだからだ。私たちがふだん慣れ親しんでいる、科学的思考というものだからだ。

ところが、日ごろは穏やかだった藤沢周の父親は、とつぜん、

「馬鹿なこと、考えるな!」

と激しく怒鳴ったという。

あっぱれ。このようなお父さんは、今はもういない。

桜の花を一心に見ていた息子は、桜の花になっていたのに、せっかく時間をひたすらに生きていたのに、ふとさかしらな迷いが生じて、大切な実存が堰き止められてしまった。藤沢周の父親は、それが悔しかったのにちがいない。

桜の花になって、時間を生きるのは「哲利」。

桜の花を対象化し、そのからくりを解くのは「実利」。

どちらに重きを置くかは、各人の自由である。

9　中国での道元と私の中国紀行

ここでちょっと息抜きのみちくさ話。私の小中国紀行。

道元は一二二三年、二四歳で中国（当時の宋）に留学し、如浄という禅師に付いて修行した。そして悟りを開いた。一二二七年、帰国。その後、五三歳で亡くなるまで、講話・布教と執筆につとめた。

若き道元が入山し、修行したのは、寧波《にんぽー》という町にある「天童山景徳寺」である。この寺は現在も残っている。じつは私はその寺を、二〇一〇年六月に、訪ねる機会を得た。

私は、上海、新郷、洛陽にある各大学から招かれ、生まれてはじめて、中国本土へ行く機会に恵まれたのである。それぞれの地で、脳科学についての講演・講義をするというのが、私に課された任務だった。だが、旅の準備をするにあたって、私は、できることなら道元が学んだ地を、この目で見てみたいと思った。凝り性の私は、道元がどんな環境で修行したのかを、知りたくなったのである。

調べてみると寧波というのは、上海から湾をはさんだ反対側の町だ。これは行かない手はない。そこで上海の大学での講演の翌日、通訳と里帰りをかねてパリから同行した私の中国人留学生の手配で、早朝の特急列車に飛び乗り、私たちは寧波へ向かった。

電車に揺られること、約三時間。

景徳寺は、寧波の駅から、タクシーでさらに一時間ほど走った山の中にあった。中国ではいつでもそうだったが、入り口から目的物へとたどりつくまでの道のりが、また長かった。汗をかきながら天童山の参道を登っていくと、やがて門があり、そこからまたしばらく

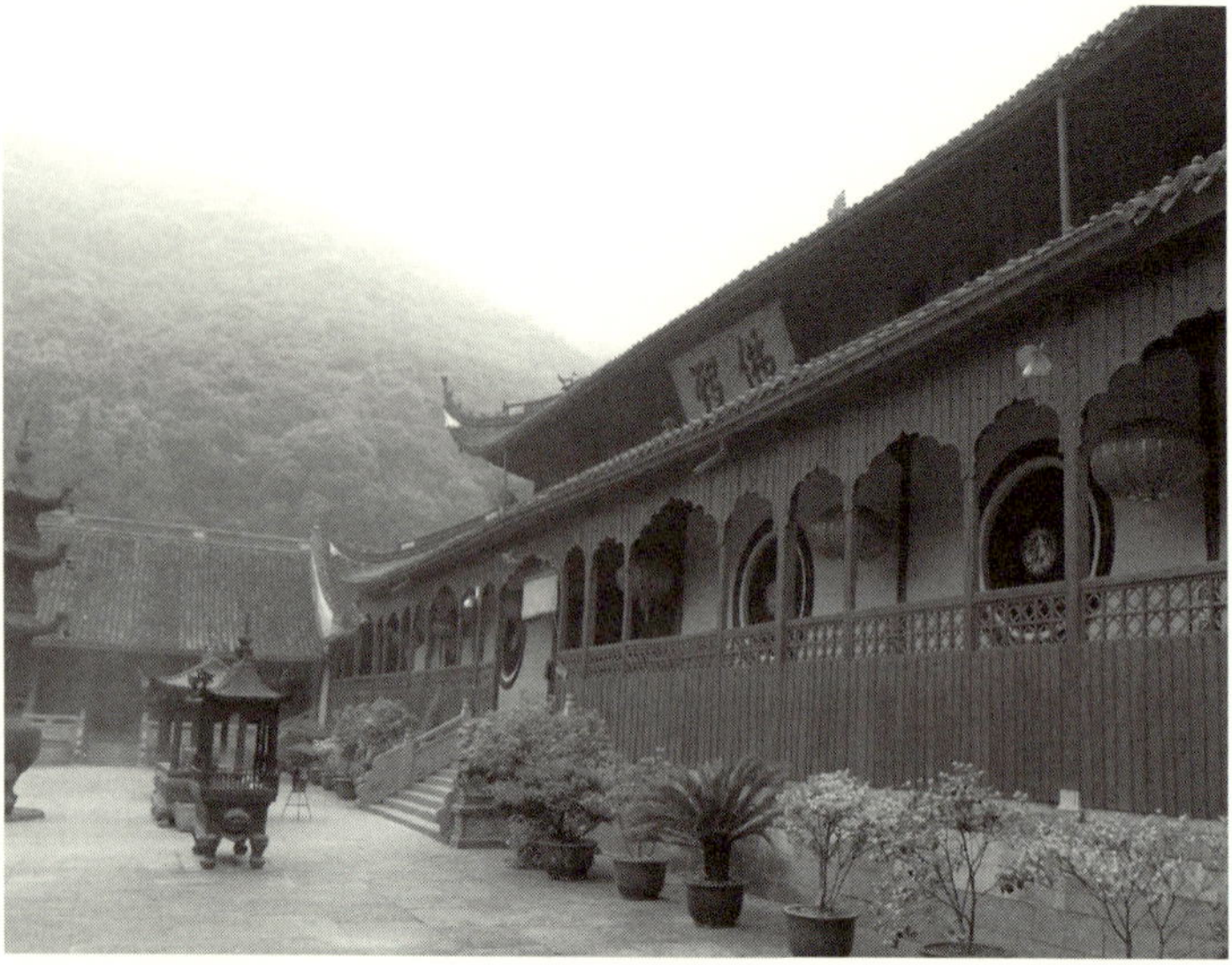

写真１：景徳寺（カラー版はカバーソデに掲載）

行って、やっと、景徳寺の建物が見えてきた。ところがなんとその建物は、赤や黄色といった極彩色に彩られていた！（写真1）。アテネで見たギリシャ正教の教会さながらである。内部に置かれた仏像もカラフルな色に塗られていて、顔つきはむしろマンガチックであり、ペコちゃん人形を連想させる。日本の仏像に見られるような、あの、造形的な美しさや、ひそやかな威厳など、まったくない。

「おいおい。ギリシャ正教にペコちゃん人形かよ」

そうつぶやきながら私は、その建物を突き抜け、敷地の一段内部へと踏みこんでいった。景徳寺の敷地は幾層にも重なる建築物群として、天童山の中腹に広がっている。歩きまわるだけでも、一時間はかかるほどの広さだ。私は回廊に沿って設置された部屋の一つ一つを、順々に巡ってゆき、ある部屋の奥へ入ってふと振り向いた。その私の目にいきなり、道元の大きな肖像画が飛びこんできた（写真2）。道元は本当にこの極彩色の寺院の中で、座禅し瞑想し、悟りを開いたのであった。

私は肖像画を見ながら思った。

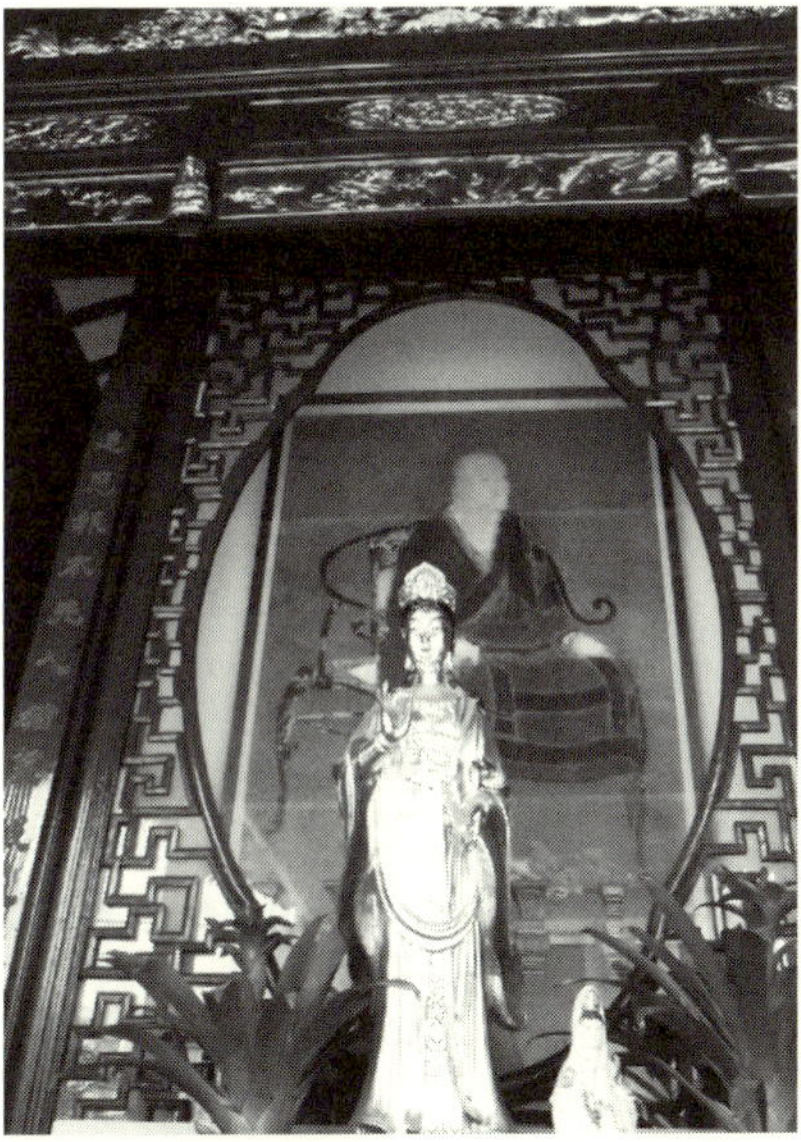

写真2：道元の肖像画
（カラー版はカバーソデに掲載）

「多分その当時だって、建物は極彩色だったにちがいない。仏像があったとすれば、多分それも、ペコちゃん人形のような明るく健康的な表情だったにちがいない。そうではなかったと想像する理由がないからだ」

そんな環境でこの道元が修行したのかと思うと、私は思わず笑ってしまった。

回廊の反対側の一室は大きな食堂になっていて、中央線をはさんで向かい合うかたちで、片側それぞれ一〇列ばかり、長机が並べられてあった。ここで修行僧たちは、半々に向き合って食事をしたわけだ。米を炊く直径数メートルの巨大な釜もあった。さぞかし賑やかな食事風景だったと思われる。

さて道元は、四年間この山に暮らし、どんなことを考えていたのだろう。もちろん悟りの内容については、私ごときにわかることではないかもしれない。しかし日本で生まれ育った良家の若者が――道元の父は内大臣・源通親《みちちか》と言われている――、生まれてはじめて当時の世界の中心だった宋へ行き、そこで受けた衝撃については、想像できる。で、以下は、私の俗世間的な想像だ。

第一に、たぶん道元は中国の巨大さに驚いたろう。少なくとも、この私は驚いた。人工物のサイズもそうだが、その大陸性の広大な風景。ほんの隣国なのに、日本よりむしろ、ヨーロッパに似ている。中国とヨーロッパは地続きだったという当たり前の事実に、今さらながら私は思い当たった。それでも上海近辺は、まだ海洋性の温暖多湿な気候だから、植生には日本を思わせるところがあった。しかし少し内陸へ入ると、植生もがらりと変わった。風景は、島国日本とは鋭く異なる、乾いた厳しいものになる。その後、洛陽から西安へ移るために乗った特急列車の窓から、私は、遠くに連なる岩石質の山肌と、広大な草原を流れる小川、それに沿って植えられたポプラ並木などを眺めながら、自分がフランスのプロバンスを旅しているような錯覚にとらわれた。

第二に道元は、このような風土が生んだ人間の質の違いにも驚いたと思う。しつこいようだが、少なくともこの私は驚いた。中国の人の態度は、これまた、日本人よりむしろヨーロッパ人に似ている（西嶋定生〈1919-1998〉によれば、ヨーロッパ人が中国人に似ている）。とくにラテン系ヨーロッパ人に似ている。彼らは感情を素直に表わし、行動的で積極的だ。砂漠のど真ん中に長安という大都市を作ってしまう精神は、日本人の緻密さよりはむしろ、ラテン人の大胆さに共通する。あるいはアメリカ人のフロンティア精神に共通する。ただその一方で、中国の人たちは、東洋人特有のあの、内向的・内省的な性格も合わせ備えているのを、私個人ははっきりと感じた。私はなんだか、日本とヨーロッパの間でなんとか均衡を見つけ出そうと努力してきた、自分自身を参照しながら彼らを見てしまった。

道元はどうだったか。

たぶん最初は戸惑ったんじゃないかな。若い中国人修行僧たちは、きっと、日本から来たいいとこのお坊ちゃんの道元が引いてしまうほど、ずけずけとものを言ったにちがいない。そして彼が中国語が彼にとって外国語であることなど、考慮に入れなかったにちがいない。これまた、そうではなかったと辟易するほど、耳元で声を張りあげて喋ったにちがいない。これまた、そうではなかったと想像する理由が見当たらない。『正法眼蔵』第五〇巻「洗面」の中で、道元は、

「中国の人の口臭はひどい。耐えがたいほどだ。きちんと歯を磨かなければいけない」と言って、懇切丁寧に歯磨きの方法まで教授している。きっとこれは、細部に拘らない中国人修行僧たちが、口臭のことなど気にしないで、道元の顔に向かって、吐きかけるようにものを言ったからにちがいない。

道元思想にあるあの厳しさ、徹底さは、たぶんこんな大陸人の感性から影響を受けたものだろう。これが私の第三の想像。必ずしも一般化はできないが、大陸人は、あの巨大な左右対称の建築物に象徴されるように、大枠での論理的整合性を好む。論理の構造性をたっとぶ。中国に限って言えば、だから、時間を生きる東洋的な感性とともに、空間支配への強い欲求が、はっきりと感じられた。この欲求はいわゆる「砂漠の思考」というやつだ。非常に割り切れた、ドライなものだ。曖昧さを排した、厳しいものだ。よく言われることだが、そもそも仏教は、ユダヤ・キリスト教やイスラム教と同じく、乾いた大陸で生まれ、乾いた広大な土地を横断して、中国南東部や朝鮮・日本へと伝えられた。今回私は、このことをからだで感じた。

私には、道元思想は、この「砂漠の思考」の厳しさをじかに受け継いでいるように見える。そして道元は、自分の思想が日本化してしまうのを、意識的にこばんでいるように見える。たぶん彼は、日本の風土に見られるあの、論理を徹底させるよりはむしろ感性を優先させてしまう傾向を（「建前より本音」）、自分の哲学のためには苦々しく思ったのではないか。

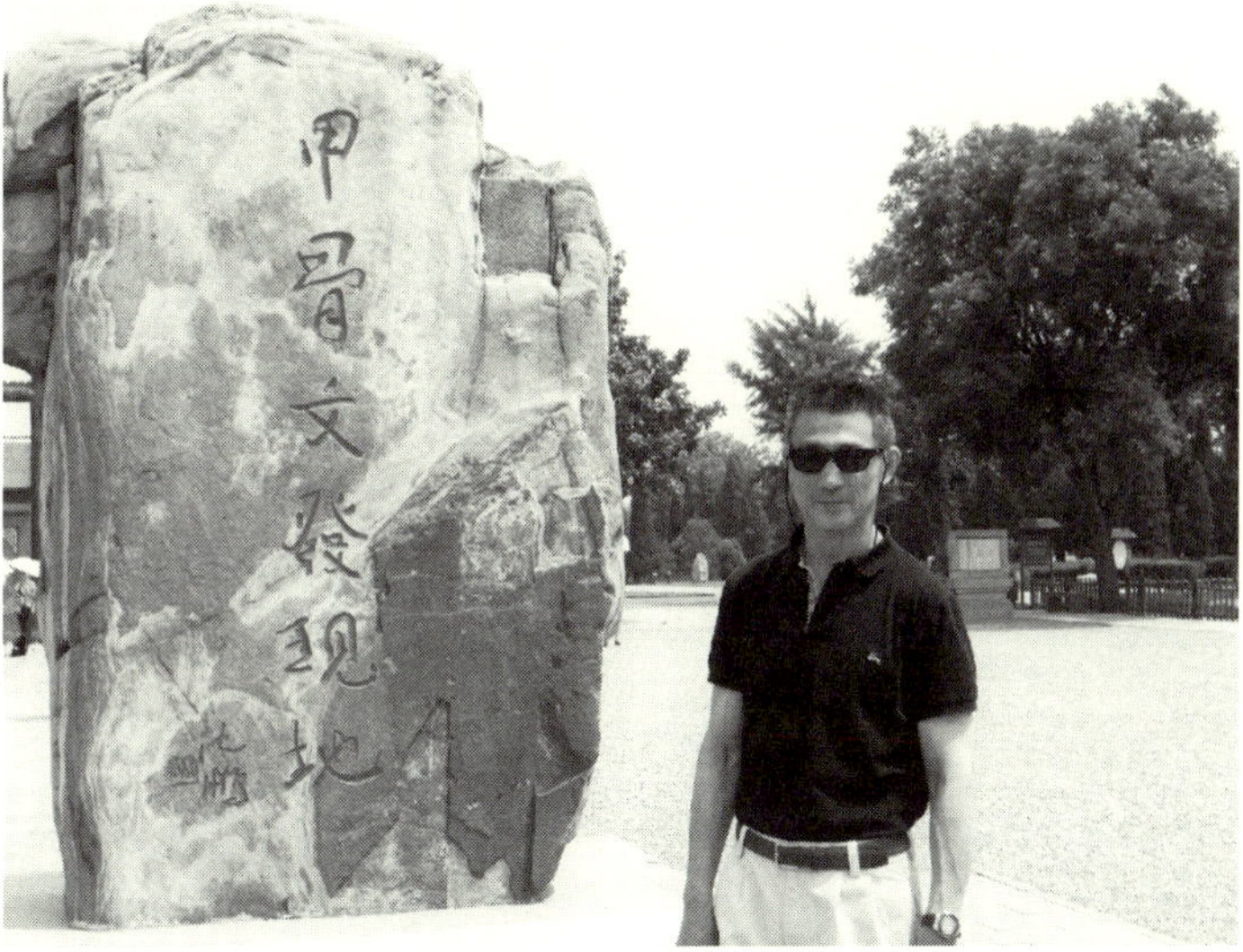

写真３：安陽近郊の甲骨文字発見の地にて

「とにかく座禅せよ。修行せよ」

そう口を酸っぱくして、激しく説く道元の脳裡には、そんな思いがあったにちがいない。だってそうじゃなかったら、「出家せず在家のままでも道を得られる」と説いて妥協した、当時の日本の僧たちを非難して、

「このように言う者たちは、在家人の糞尿を飲み食らおうとする畜生だ」

なんて言えないと思う（第六〇巻「三十七品菩提分法」第四分冊）。

以上が、私が道元にからめて感じとった私の中国紀行。でもそのほかにも、中国が私に与えた印象は、質量ともに、激烈であった（写真3）。学生たちの反応も素直でエネルギッシュなものだった。上海の華東師範大学での講演は、専門的なセミナーだったが、新郷の河南師範大学と、洛陽の洛陽師範大学では、学部生たちを相手に「記憶の心理学と神経科学」と題する一般講義を私はおこなった。講堂の舞台からパワーポイントで画像を映しながら、マイクを通じて英語で講義する。それを隣に座った私の学生が中国語に通訳する。これを交互にくり返し話を進めた。私はまず話の取っ掛かりとして、デカルトの肖像画を見せ、デカルト心身二元論を紹介した（写真4）。このときためしに、

「この人が誰かわかる人はいるかな」

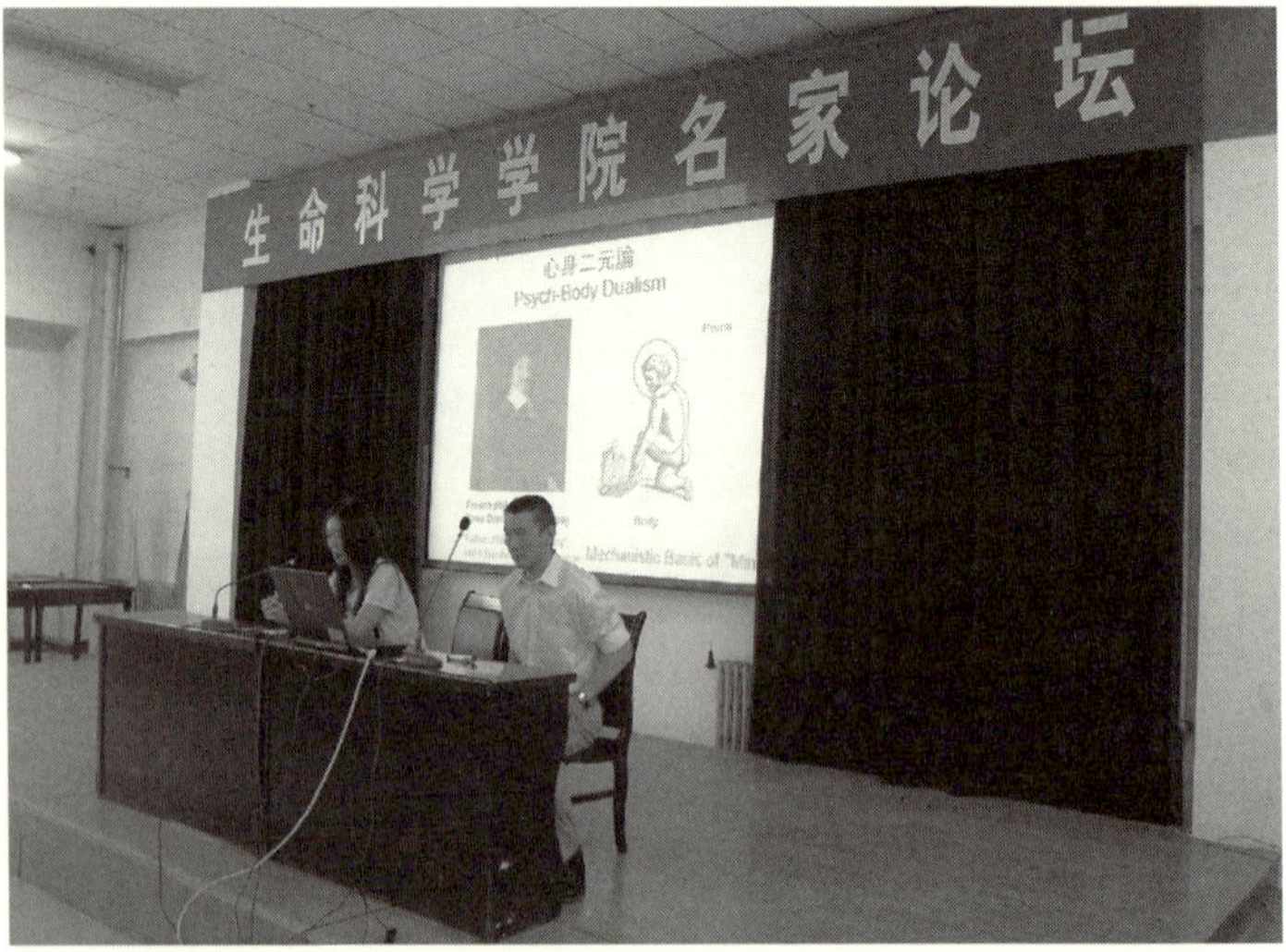

写真４：講義でデカルト心身二元論を紹介

と質問してみた。河南師範大学で、会場の真ん中あたりに座っていた女子学生が、元気よくぱっと手をあげた。

「ニュートン！」

大きな声で彼女は答えた。私はその場で笑い出した。

「そんなことをもしイギリスで言ったら、君はまちがいなく留置所ゆきだな」

彼女も笑っていた。後になってちょっと心配になり、私の学生に、

「あんなこと言って笑ってしまったけど、彼女を傷つけはしなかったかな」

そう聞くと、

「ぜんぜん問題ありません」

との答え。ラテン気質の中国人は、あのくらいのことでは気にしないらしい。それにしても、私の東洋回帰も極まったものである。

閑話休題。

10　時間を生きよう

私が満開の桜の花を見ている。

遠くを走る列車の音を聞いている。
雨に濡れた舗道の匂いを嗅いでいる。

このとき私というこのできごとは、これら現象というできごとと融合して、両者はいっしょに、

「このできごと」

という事態になって現われている。このようにして私は時間を生きる。**できごとの出現は、「空間のどこそこの点」に帰することはできない**——というか、そうするのは無意味だ。そして、できごとは、波のようにこの世に一回きり現われて、その次のできごとへと連なってゆく。このように、切れ目なく、できごとが——時間が——続いてゆく。

何かが先にあるとすれば、それはできごと、現象＝空である。それはつねに移り変わるもの。この世に実体はない。モノの活動はイコールできごとで、それがイコール意識だ。モノとモノの認知とは、一つの同じことだ。

こうして私たちは、練り歯磨きのチューブから、中味がにゅるにゅるとひり出されてくるように、一回きりの現実・時間を、未来に向かって、連綿と生きている。それが私たちの実存だ。たしかにそこでは「この私の認識」が現実の媒介になっている。けれどそもそも「この私の認識」に空間区分はない。空間区分はないのだから、量化はできない。量るというこ

との手に負えない。量では駄目である。

私はこんな唯心論を真摯におし進めることが、現代に生きる私たちにとっても、ぜったいに必要なことだろうと思う。この考えを、少なくとも心構えのうえで行き渡らせることは、この宗教戦争の現代――異民族が互いに殺し合いつぶし合う世界を、少しくらいは中和できるかもしれないと願う。人によってはこの考えを「自己中心的な営為」と取るかもしれない。しかしこの考えにおいては、そもそも自と他の区別は不明瞭なのだ。だから本来「自己中心」という事態が起こりえないのだ。「自」と「他」とを明瞭に区別するのは、私たちの悪癖によるものだ。そのような区別はあの、できごとを空間のあちらの点・こちらの点・向こうの点、というふうにぶつ切りにして量化してしまう悪癖が生んだ、副産物だ。だがこの副産物は、今でも多くの人に信じられている。そしてその結果、悪しき事態を生んでいると思う。その底には、次のような事情が横たわっている。

いったんこのように、「自」と「他」とが区分されてしまうと、この脳の「中」にあると言われる「自」（self または ego）は、次には留まるところなく肥大化してゆかざるをえない。

ほんとうは自と他との区分は不明瞭なのに、この「私の意識」を「自」として誤って立ててしまうと、意識こそがすなわち世界なのであるから、結局は自己が世界になってしまう。

つまりこの立場によっては、唯我論に陥るほかなくなる。これはじつは、勘ちがいが生んだ副産物の結果にすぎない。二〇世紀中葉、サルトル J.-P. Sartre（1905-1980）が、処女作『自我の超越 *La Transcendance de l'Ego*』（Sartre, 1965）の中で、

「自我が先ではなく意識が先。自我は意識の対象にすぎない」

と言ってフッサール現象学を正しく反転させたとき（第三章に詳述する）、彼には右の、唯我論に陥らざるをえなくなるからくりがよくわかっていた。だが相も変わらず私たちの多くは、いまだに、「自」はここにあって、「他」はあちらにあるとしている。たぶんその方が、つまり中心がない意識を考えるより、中心としての自己を仮定しておく方が、話が簡単でわかりやすいからなのだろう。

――これ自体は、人の勝手だ。私がとやかく言うことではない。

だがここで迷惑なことが他人にまでおよぶ。というのは、この勘ちがいによって肥大化した自己は、それを生み出したそもそもの精神メカニズムにしたがって――私の意識がすなわち世界であるという肥大化の法則にしたがって――、つねに他者を征服しようとするからだ。そこには本当の自省はない。内を見つめるよりもむしろ外に発散すること（「認知」よりも「アクション」）。対象に働きかけてそれを変えてしまうこと。もっと言えば、モノや他人のせいにすること。これによって局面を乗り切ろうとする。これは、そうされる側にとっては、いちじるしくハタ迷惑な話だ。

かつて心理学者・岸田秀（1933-）は、雨が降って道がぬかるんだとき、それに対処する方法には二通りあると言った。一つは「下駄の歯を高くする」という方法。二つ目は「道を舗装してしまう」という方法。

言うまでもなく、右の第二の方法が、現代社会で私たちが採っている方法である。変えるべきは、自分ではなく対象の方である。不都合があった場合、自分が変わろうとするよりは、むしろ相手を変えようとする。これを誇張して言えば、悪いのは自ではなく、他である。「自己は世界」になっていて、自己が参照点なのだから、これは当然の帰結だ。

だがこれは怖ろしい発想法である。

しかし残念なことに、この発想法こそが、過去五〇〇年ばかりの間、ヨーロッパを中心として進められてきた進歩思想の根もとにある。第一章で紹介した埴谷雄高の話、あのチリ最南端の村まで追い詰められてしまった数十人のインディオの話のように、この発想法によっては、どこまでも「自」と「他＝対象」とは区分される。「他」はけっして「自」と融合することはない。なにぶん「他」は、定義上、空間の「別の点」なのだから、「自」と融合できる道理がこの考えにはない。

この発想法は、果たして、私たちにとって幸福な選択であろうか。

ある程度までは幸福だろう。くり返すが、生活が便利になるのはよいことだ。わざわざ下駄に履きかえて大儀して歩くよりは、普段の靴のまま出歩ける方が、だんぜん便利である。だがこの方法に限界があるのも、明らかだ。今地球上の各地で起こっている、環境破壊の結果としての自然災害にまでは言いおよぶまい。私があらためて警告するまでもなく、これへの対処には、発想の転換が必要なのは明らかだ。しかしそのほかにも、「基本的な人間同士のコミュニケーション」ということを取りあげても、明らかに「自」と「他」とを峻別する発想法――量化の発想法――には限界がある。南米でインディオたちを許さず追い詰めていった行為は、いまだに続いていて――イスラエルとパレスチナを見よ！――、これはいい加減、変えられなければならないものだ。私は、それを変えるための草の根の手段の一つが、唯心論的発想法だと思う。

そこで最後に、パレスチナよりもっと私たちに身近な例をあげて、本章を閉じる。動物愛護団体シー・シェパードが、二〇一〇年に起こしたあの事件である。

動物を愛護・保護するのはよいことだ。だがものごとには程度というものがあり、いくら鯨が好きだと言っても、捕鯨船に乱入し、その乗組員に有害薬物を投げつけるのは、また別の話である。南極海でこの犯罪行為をおこなったベスーン P. Bethune（1965-）というシー・シェパード反捕鯨船船長は、ニュージーランド人だというが、この人はたぶん、本当の自省をしたことがない人なのだろう。もし自分自身を振りかえり、調査捕鯨船を派遣してくる日本という国の背景を想像し、さらに人間であるとはどういうことかを、少しでも深く考えることができる人なら、たとえ鯨を守るのが大事だと言っても、それを捕獲する人間に対して有害薬物を投げつけるという行為は、選択できないはずだ。そうではないだろうか。

私は二〇代の半分以上をニュージーランドで過ごした。だから私と同年代のベスーン氏の育った環境と人物像とを、ある程度想像することができる。ベスーンにとってはおそらく、日本という東洋の旧敵国に住む、顔立ちも肌の色も違う人間たちは、感情移入することができない「他」なのであろう。自分の文化的背景だけを背負って肥大化した愚かなベスーンの「自」には、理解できない面妖な文字と音声とを使って意思疎通する「他」は、薬物を投げつけてもかまわない無機物だったのであろう。

もう少し、時間を生きようではないか。

自己・自我に空間区分はなく、それは現象・空であると認める。この「私」というできごとは、あの「他人」というできごとといっしょに存在し、同じ時間を生きていると知る。私の意識というこの時間は、それが認識している他のできごとという時間と、融合していると認める。**原則として、変わるべきはまず、この私というできごとの、そのありかたの方だ。**私は強くそう思う。

作家の故・辻邦生（1925-1999）は、最後の長編『西行花伝』の中で、西行の弟子・藤原秋実に、師の言葉として次のように言わせた（『西行花伝』五七六ページ）。

「なぜそれはそこにあるのか。なぜそれはそれであって、他のものではないのか」

ここにあるこのもの＝できごとは、ただ一度きり、私というできごとを巻きこみ、この時間になって、ここに出現している。

これに象徴される自省の発想法は、便利さや実利という点では、劣るかもしれない。いや、たしかに劣るだろう。こんな発想法をしていたら、あの攻撃的で非自省的な量化の発想法には、競争では勝てないかもしれない。しかしながら、人生は競争だけではない。こんな発想法は、それが適当なしかたで適用されるかぎり、そこからは決してベスーンのような愚かな人間は生まれてこないような性質のものであると、私は強く思う。この発想法の適用のしかたは大きな課題とはいえ、私の夢の一つは、私たち東アジア圏の人間だけでなく、ユーラシア大陸の西の端に住む人たちも、このような発想法にもっと親しんでくれることなのである。

では、ユーラシア大陸の西の端には、こんな発想法はなかったのだろうか。彼らはこれまでの間ずっと、山野をさまよっては獣を狩り、その肉を食うだけの、行動主体の非自省的人間たちだったのだろうか。いや、じつはそうではなかった。ユーラシア大陸の西の端にも、唯心論の良心はあった。

そこで次の第三章では、ヨーロッパにもあった唯心論を発見し、ユーラシア大陸の西の端の良心に触れる旅に出る。そして脳科学の希望について、もう少し考えてみることにする。

第三章　物体は存在しない――ヨーロッパにもあった唯心論

1　「話を聞かない男」の空間哲学

前章で私は道元の唯心論を紹介した――石井恭二（1928-）によると、これは「実存主義的唯心論」と言うらしい――。そしてそれの要点として、

「できごとの空間区分、つまり量化を認めない」
「意識を、できごと・時間そのものと考える」
「モノとモノの認知とは、一つの同じことである」

などというテーゼを提出した。

この立場では、意識＝できごと＝時間は汎在している。できごとはいっしょになってここに出現し、進行している。自分の内側の意識と、それがとらえている外側の対象、というふ

うに分けることはしない。この二つは、じつは一つの同じ事態・同じ現実であると考える。

「唯心論」などと呼ぶとすぐに、その反対としての「唯物論」が連想されてしまい、

「唯物論はこの世にはモノしかないと言っているのだから、反対に唯心論はこの世にモノは存在しないと主張しているんだな」

と思われてしまいがちだ。けれど、この解釈は的を射ていない。なぜなら、ここで扱う唯心論の「心」は、「モノ」に対抗する何かではないからだ。この「心」は、モノを含んだこの現実の全部、あるがままに感じるこの事態の全体を指している。**だからじつは、唯心論「対」唯物論ではなくて、ここでいう唯心論は、この両者の垣根を取り払おうとする試みなのである。**それでもあえて私がこれを「唯心論」と呼ぶのは、このような考え方が、今までおもにこの名で呼ばれてきたから、という理由による。

　でも頑固な唯物論者たちは、唯心論になど賛成しないであろう。彼らはきっと、

「モノは、このアプリオリな空間の中で、実体として別個に存在する。それをとらえている意識と融合なんかしているものか」

と言うであろう。とくにルネッサンス以降の近代文明をおもに支えてきた、西洋の男たちは、東洋的な「唯心論」思考などには、そう簡単には与しないだろうと想像できる。これには彼ら特有の自尊心や、長い自己中心主義的な歴史、それに加えて、いまだに根強い黄禍思想などが理由としてあげられる。だがじつはそれだけでない。そもそも西洋の男は——とくに英

語圏・アングロサクソン系の男は——大変に空間志向・量化思考が強いから、という理由がある。これまでのいろいろな経験から、私はそう考える。

一つ例をあげよう。

ひと昔ばかり前、『話を聞かない男、地図が読めない女』という、オーストラリア人夫婦が書いた本が話題になったことがある。なんでも世界で一〇〇〇万部近くも売れたという、超ベストセラーである。この本が、どうも私の専門の、脳機能に関することを扱っているというので、私も読んでみた。読み終えて私が抱いた第一の感想は、

「おお。オーストラリア人の男ってえのは、ずいぶんと動物的なんだなあ」

であった。

この本では「男性的な特徴」として、男女間の脳機能の違いからくる、男の空間認知能力の高さがあげられている。このこと自体は、たしかにその通りだと私も思う。私自身の体験から言っても、たしかに男は、自分を「空間の中を移動している点」として認知することが多く、反対に女は、むしろ空間を「自分を中心とした広がり」として感じているように見える。だから女性は男の目には「自分勝手」だし、女性ドライバーの後をついて運転するのは危ないのだ。けれどこれも程度問題であって、一方は他方と相互にまじりあい、男女間であ

る「傾向」をかもし出す、というレベルにとどまっている。だってそうじゃなかったら、意思疎通にもことかくだろう。

ところが『話を聞かない男、地図が読めない女』が描く男性像は、私のこの理解を、はるかに、とてつもなく、超越していた。この本が描く男といったら、まるで獲物をもとめて——つまり空間認知能を駆使して——、山野を徘徊するオスの肉食獣である。この本が描く男女の違いたるや、性差の大きい動物の、オスとメスとの間にある違いの説明を聞いているようである。

著者の夫の方、元保険勧誘員アラン・ピーズ Allan Pease 氏も、何もオーストラリア人男性の例だけをとって、こんな男性像を作ったわけではないだろう。だがそれでも、彼はおもに英語圏の男の心理・行動を基準として、理論を組み立てたにちがいない。なぜならオーストラリアの人たちは、今でも心理的に英国との関係を深く保っているし、なによりもピーズ氏が、英語以外の言語を流暢に話せるとは、とても思えないからだ。そしてその結果は、私が知るかぎりの東洋人の男と比べて、いや、フランス人の男と比べてさえも、格段に動物的で、野生的なのである。……だっていくら男が空間認知に長けていて、好戦的・競争心旺盛と言ったって、ホームパーティに招かれて、初めて知らない部屋に通されたとき、万が一の逃走に備えて、入口と出口までの距離や方向を即座に確認なんかするか。それはこの私だって、他人の家にパーティに招かれて、見知らぬ居間に足を踏み入れたら、

一、部屋全体の様子をさっと感じとる。
二、同席の男女の顔をすばやく見回して、陰険な表情の者、つまり人種差別主義者がいないかどうかを確認する。

でもそれだけであって、ピーズ氏が説くように、背後から襲われないように、壁を背にして立ったりなんかしないよ。ホテルに泊まったときも、出口から遠い方のベッドに寝ることになったって、ピーズ氏のように、不安のため不眠になったりなんかしないよ。むしろ私はベッドが二つあったら、奥まった方のベッドを選ぶことにしている。その方が落ち着いて眠れるからだ。

私は、この本に付録としてついていた「男脳・女脳テスト」というのも、ついでにやってみた。すると私は断然「男脳」であった。だがそんな私にとってさえ、アラン・ピーズが描く男というのは、毛むくじゃらのからだから体臭をむんむんと発散させ、メスを求めて山野草原を徘徊するオスの野獣である。

でも彼に言わせると、そう感じる私の方こそ、男性度が低いらしい。彼によるとアジア系の男は、白人の男に比べると、男性ホルモンのテストステロンの量が少ないから、男性さに欠けるのだという。なんでもそのために、中国系住民の多い社会では、暴力や攻撃的な犯罪、それにレイプが少ないのだという。

それは大変によい社会である。すべての人間社会は、そうあるべきである。ところが愚かなアラン・ピーズはそうは言わずに、男性さに欠けるアジア系の男は、空間認知能に劣るから、

「縦列駐車がうまくない」

などと、くだらないだけでなく、不正確な揶揄で話に落ちをつけている。たぶん講演先の欧米でこう落とすと、聴衆が笑ってくれるのだろう。馬鹿な男である。では言い返すが、そんなバカ言ってないで、白人男性のテストステロンの量を減らす法律を作って、もっと平和な世界を築くように呼びかけた方がよいだろう。動物のように男性的な白人男性は、そうでないアジア系男性に比べると、欲望、とくに性欲の制御能に劣っている。「倫理」という人間的観念にも未熟である。そのために平気で浮気をし、パートナーを傷つけても一向に反省しないやつが多い。自分の快楽を満たすことを第一義としているうえに、「他人の身になって考える」という高次能力に劣っているからである。これは、一章で論じたドーパミンだけでなく、「テストステロン過剰」にもたぶん関係があるから、世界平和だけでなく、家庭平和のためにも、白人男性のテストステロンの量を減らす法律は、絶対に作るべきである。

かりにテストステロンの量の件それ自体は客観的事実だったとしても（確かな科学的根拠はじつはまだない）、アラン・ピーズが描く男性像が、異様に動物的なのには、ピーズ氏の育った環境の条件もあるだろう。粗野な環境に生まれ育つと、もともと自分たちがもってい

る素質が、のびのびと開花できるということがあるだろう。文化的にもっと富裕な環境では、そのようなナマの動物性は、もう少し抑制されているものだ。

東洋人排斥で、殺人まで発生するオーストラリアは特殊な例だが、右で言ったように、私はどうも一般に、英語圏・アングロサクソン系の男は、空間性にとくに敏感なような気がする。そして英語圏の男たちが大きくからんで育ててきた、この近・現代の文明が、空間区分――つまり量化――を否定するのを主体とする唯心論を、概念としてなかなか受け入れないだろうということは、十分に想像がつく。

私がこうもしつこく、「英語圏と空間性」とくり返しているのには、他にもちゃんと理由がある。サッカーやラグビーなど、空間認知能を駆使せずにはできない近代スポーツのほぼすべてが、イギリス由来だということもある。だがそのほかに、実体験にもとづく判断がある。それは、私がはじめて英語を生活語として使うようになったときに、強く感じたのが、「英語というのは、ずいぶんと、モノの位置とか動きに敏感な言葉だなあ」だったからだ。

英語という言語では、とくに話し言葉の英語では、空間の位置や動きに関する語が多用される。on, off, in, out, up, down, away, towards, over, around, along などだ。このような語をうまく使いこなすことは、日常英会話の上達に大切だ。そしてまた、そのような話し方をすることは、英語で会話する場合の、快感にもつながる。そのように話すとき、人は、なんとなくモノや事態を客観的に把握し、上手に動かしているような錯覚を覚えて、シニカルで乾いた快感を味わう。そこには、**心理内容を視覚空間の運動に変換してしまい、ドライに他人事のように表現するという、きわめて男性的な面白みがある。**実際、イギリス人の男は、好んでそういう「客観的」で「洗練」された、冷たい話し方をする。度が過ぎて、私などはすぐに退屈してしまうが。

言ってみればこれは、もともとは広大な草原で、あちらこちらに散らばる家畜の世話と管理をして生計を立てていた、田舎男の発想である。または原野で、獲物を追って生活の糧を得ていた、粗野な狩猟民の発想である。これに比べたら、自分の心理の内に入りこんでゆき、時間を生きる、などという穏やかな唯心論の思考は、女性的な感じを与えるだろう。「何をウジウジと」と、オーストラリアやアメリカ中西部で、ウシやヒツジを追っている田舎男なら、吐き捨てるにちがいない。彼らは自省などしないからだ。自分をかえりみて、その心理の軌跡を追い、それが汎在すると考える、なんていう発想は、彼らには似合わないし、そういう訓練を積んでいないからできない。そんなのは「女子供」のすることだ。

だが男性的だろうが女性的だろうが、正しいものは正しく、正しくないものは正しくない。幸いにも私は、アラン・ピーズによると、テストステロンの量が少ない男性度の低い男だ。実存主義的唯心論の真実さを受け入れるのに、なんの苦痛も感じない。

ところが意外なことに、近代西洋の唯心論哲学の祖は、英語圏から出現した。ただし、それは、大英帝国の中心部からではなく、その辺境地域で、アングロサクソン人から差別されていた、アイルランド出身者であった。

以下では、西洋にもあった唯心論のあとをたどり、禅哲学と比較しながら、心と脳について考えるためのヴィジョンを提出してみたい。

2 ロックに噛みついたバークリー

近代西洋の唯心論哲学の祖とは、知る人ぞ知るジョージ・バークリー僧正 George Berkeley (1685-1753) である。

バークリーは一六八五年、アイルランドのキルケニーという小さな町に生まれた。わずか一五歳で首都ダブリンのトリニティー・カレッジに入学。その後二二歳でカトリックの聖職に任命され、二四歳の若さで『視覚新論 *New Theory of Vision*』を書いた。さらに二五歳のとき、すでに主著の『人知原理論 *A Treatise Concerning the Principles of Human Knowledge*』を著している (Berkeley, 1986)。パスカルやウィトゲンシュタインのような早熟型の天才だったのだろうが、幼少の頃のことはほとんど伝わっていない。だがバークリーは天才の常で、おもな仕事はヤング・アダルトの時期にすべて終えてしまった。真の成人になってからはアメリカに渡り、学校の設立に尽力した。しかし英国政府の援助を取りつけるのに失敗し、目的を果たせぬまま失意の内に帰国。壮年を迎えてからは、欧州では古くから医薬品として知られていた「タール水（木材を熱して得られる褐色の乾留液）」の普及につとめた。六八歳で死去。

さてバークリーの唯心論は、認知哲学をかじった者なら誰でも知っているくらい有名だ。そんなに有名な理由の一つは、彼が、当時の英国思想界の大御所ジョン・ロック John Locke（1632-1704）に、激しく噛みついたからである。ロックは「経験主義哲学の父」と言われる大哲学者で、同時に「社会契約論」を提唱した当代一流の社会思想家。「社会契約論」は社会科の教科書にも載っているので、読者もご存知だろう。つまり当時の体制側の主筆級の論客だった。相手にとって不足なし。

人物の真価はしばしばライバルの存在によって定義される。モハメッド・アリの真価は、フレージャー、フォアマン、ホームズといった同時代ライバルの存在によって明らかとなった。シュガー・レイ・ロビンソンの偉大さは、「レイジング・ブル」ジェイク・ラモタとの壮絶な連戦によるところが大きい。だからバークリー哲学を真に評価するためには、どうしてもまず、ライバルのロックがどんなことを主張していたのかを知る必要がある。……ただ断っておくと、西洋哲学の正史においては、バークリーの方がライバルの悪役ジェイク・ラモタで、ロックが偉大なるレイ・ロビンソンだ。しかし私の評価は違う。以下を読めば、いかにロックの言説が矛盾に満ちたデタラメだったかがわかる。

簡単に言えばロックは、当時ニュートンI. Newton（1643-1727）が完成した物質中心の世界観を、認識の領域にまで当てはめたのである（Locke, 1997）。ロックによれば、この世界は基本的に機械的mechanicで、原子的atomicなものだという。つまり世界は、小さな粒子状単位＝パーティクルparticleから成っていて、これらの単位が空間の中をあちこち運動しているのが、この世界の真の姿だという。そしてこの単位の粒子・パーティクルは、この世のすべてのモノの構成を担っているという。だからロックはこれを「サブスタンスsubstance」と呼んだ。「下から支え立つもの」の意だ。「サブスタンス」という語は、今ではふつうに「物質」の意味で使われるが、その本来の意味は、「モノを下から支え立たせている何らかの実体」という、すぐれて自然哲学的な概念である。そしてここが重要な点なのだが、ロックは、空間を占める延長物であるところのこのサブスタンスの本当の姿は、私たちには知ることができないと主張した。サブスタンスは、

「私には何であるか知ることができない何かSomething I know not what」

なのだという。

ところが奇妙なことに、そんなサブスタンスも、彼が「第一性質primary quality」と名づけたところの性質はもっている。それは延長と運動である。ところがさらに奇妙なことに、これらの性質は、私たち人間には、直接見ることも聞くこともできない。私たちが見たり聞

いたりできるのは、サブスタンスが飛んできて、私たちの感覚器に接触することによって生じる「第二性質 secondary quality」の方だけである。この第二性質が、モノの色とか匂いとか音である。こうしてロックにとっては、サブスタンスという外側の延長客体と、それが生じさせる感覚 idea を内にもつ主体との二つに、世界は分断される。客体の方は物体 material で、感覚の方は非物体 immaterial である。

読者はもうお気づきだろうが、このロックの考えの、サブスタンスという実体・物体と、感覚という内なる非物体との間に、「発火する脳細胞」というもう一つの実体・物体を挿入すると、それがそのまま、現代脳科学の考えになる。**だがここであらかじめ言っておくが、この考えは誤りである。**しかしこのような世界のとらえ方は、フランスの同時代人・デカルト R. Descartes（1596-1650）のものとも大筋において一致しており、このことからも、現代人の考えの大枠が、いかにこれら一七世紀西欧の知識人から影響を受けたものであるかがわかる。ちなみにバートランド・ラッセル Bertrand Russell（1872-1971）は、

「ロックは、アリストテレス以来最大の人類英知への影響」

だと言った。私は反骨人ラッセルを尊敬し、その著作にも親しんできたが、コトここに到ると、ラッセル先生にして身びいきにすぎる。一般にイギリス人は、劣等感の裏返しだと思う

が、自分たちの文化文明を過大評価しすぎる。人によっては、ニュートンとシェークスピアだけで人類の歴史が説明できると思っているようだから困る。

で、右のロックの言説についてだが、バークリー僧正の登場を待つまでもなく、まともにものを考えることができる人なら、

「これはちょっと説明不足なんじゃないの」

と気づくはずである。

まず、大体においてロックは、サブスタンスは我々には見ることも聞くこともできない、何であるかを知ることができない、と言っている。そう言いながら、その舌の根も乾かぬうちに、でも延長や運動能はもっていると言う。これはどう考えてもおかしい。

「何であるかわからない。でも何であるか、じつはわかっているよ」

と言っているからだ。ふざけるのにも程があろう。

二つ目に、その延長や運動能をもっているサブスタンスは、第二性質という非物体的な何かを、我々の内に起こすことができると言う。これもやっぱりおかしい。だってとにかくロックは、大前提として、サブスタンスは、

「私がそれを何であるか知ることができないところの何か」

だと言っているのだ。そんな何だか見当もつかぬものが、なぜ、私たちの感覚というこの確かな事態の原因であると、彼は知っているのか。知っていると思うのか。どう考えてもこれ

は、まず思いこみの結論が先にあって、そのあとに適当な説明を付け加えたとしか思えない。つまりロック理論の主柱は、当時の物理学の発展から影響を受けた、たんなる想像の産物でしかない。

三〇〇年後の世界から俯瞰しているとはいえ、私でさえ気づくこの程度の矛盾に、天才バークリーが気づかなかったはずがない。彼はロックのこの考えを、もっと精緻に、そしてもっとこてんぱんに、しりぞけた（Berkeley, 1986）。その反論の軸は、右の私の反論とほぼ同じ。私が参照しているオープンコート社版『人知原理論』の解説を務めたワーノック教授が、親切にもバークリーのロック批判を、箇条書きにしてくれている。そこでそれをもとに、以下に要約させてもらうと、バークリーにとってロック理論は、次の四点にわたって、とうてい受け入れることはできなかった（すべて大谷訳）。

一、ロック思想は「危険だ」。ロックは基本的にニュートン主義者であって、それは無神論につながる。この無神論こそが、近頃の若者のふらちな行動の原因なのである。

二、ロック思想は「馬鹿げている」。なぜなら、第一性質と第二性質との間に区別をもうけるのには、なんら根拠がないからだ。つまり、なぜ、そもそも「かたち・運動」と「色・匂い」などとの間に、区別があると思うのか。そうする理由などない。

三、ロック思想は「検証不能だ」。我々がもつこの感覚から、それを引き起こしている外界のサブスタンスの姿がいくらかでもわかると、なぜ言えるのか。それを確かめることはまったくできないではないか。なぜなら、私が知っているのは、私の感覚だけだからだ。

四、ロック思想は「説明として役立たずだ」。そもそもなぜ、パーティクルの接触という機械的な作用が、色などの感覚を産むことができると思うのか。これをロックは「因果関係 causation」と言うが、それは因果関係でもなんでもない。それは単なる記述であって、説明になっていない。

私自身は神を信じないから、ロック理論が無神論かそうでないかについては、興味がない。それに、神を信じようが信じまいが、若者というのはいつの時代でもふらちな存在である。だから右のバークリーの第一点については、意に介さない。しかし残りの三点については、まったくその通りだと思う。私が第二章で指摘した、脳科学の説明にひそむ矛盾点とも、おおいに共通するものがあろう。

3 物体は存在しない

かくしてジョージ・バークリーは、ロックが主張する、
「外界に存在する延長をもった物体が、私たちの身体・神経系に接触することによって、私たちの感覚 idea が生まれる」
という考えを、正しくしりぞけた。しりぞけたうえで彼が到達した思考の中枢を、ひと言で言いあらわすとすれば、それは、

物体は存在しない。

となる。

「またそんなことを言う。唯心論はうさん臭い」

そう思う人もいるかもしれない。実際、当時の人たちも、バークリーは狂っているのではないかと噂した。けれどこれは、昔も今も、市井の人というのはたいてい小忙しくしていて、社会通念を疑う暇も余力もないからである。以下をお読みになれば、市井の考えの方こそ、根拠に乏しいことがわかる。

バークリーは「物体は存在しない」とは言ったが、べつにモノ一般、つまり「things」が

存在しない、と言ったのではない。彼が否定したのは、「substance」とか「matter」とかいう語で示される、哲学者が「モノの本来の姿」と主張する何かの方だけである。

『人知原理論』の中ではっきり言っているように（『人知原理論』三五節）、彼は、我々が目で見たり手で触ったりしているモノは、実在していると考えた。私たちが感じるこの世界は、たしかに実在している。ただしその世界は、ニュートンが提唱したような、ユークリッド空間の中を、客体としての物体があちらこちらと運動している、などというものではなかった。世界はそんな、私たちから独立して広がる空間と、その中で運動する単位としての粒子からできているのではない。そうではなくて、**世界は、私が感じるところの、この現実から、現実からのみ、できている。**そして現実は、「私たちには何であるかわからない」などという基本単位が下から支えているものではない。そんな基本単位、**つまり物体substance/matterは存在しない。**

これにあなたは反対できるだろうか。大体なぜ、「モノ本来の姿」が、延長や運動でなければならないのか。そう思うのは、私たちが単に、視覚から得られる情報の方が、他の感覚から得られる情報よりも確からしいと、勝手にとり決めているからにすぎないのではないか。つまり、第二章で言ったように、「量」を「質」よりも、基本的な何かだと錯覚していて、しかもその錯覚に気づいていない、ということではないのか。

だからバークリーにとっては、「延長・かたち・運動」といった、ロックが第一性質と呼んだモノの性質と、「色・匂い」といった、第二性質と呼んだ性質との間には、区分などなかった。それらはすべて「感覚」という同じ範疇にくくられる現実の内容である。したがって必然的に、バークリーにとっては、認識についてのロック理論の柱――つまり現代脳科学がいまだに不文律としているあの前提――の否定へと至らざるをえなかった。つまり彼は、次のように否定を突きつけた。

「『延長・かたち・運動』は、我々の感覚の原因ではない。なぜなら、ある感覚は、ほかの感覚を引き起こすことはできないからだ。感覚は、何ものをも、引き起こすことはできない」（同二五－二六節）

バークリーにとっては、世界は、客体・実体と、それが私たちの脳神経系に働きかけることによって生まれる感覚、という二重構造はもっていない。私たちがいまだに漠然と信じているこの二重構造は、誤りである。世界にあるのは、「感覚」と呼ばれるところの、この現実のみである。そして一つの感覚は、もう一つの感覚の原因になることはできない。つまり彼は因果律も否定したことになる。

「火に触れて、私が痛みを感じたとき、火が原因で、痛みが結果なのではない。ただ『火』

という感覚が、私に痛みを事前通告するだけだ」（同六五節）

これはロックばかりでなく、デカルトをはじめとする近代ヨーロッパ精神の否定である。世界は原因と結果から成り立ってはいない。世界は、並存する感覚からのみ成り立っている、と言っているのだから。

4　バークリー唯心論の解釈

私は、バークリーが認知の仕組みについてのロック理論を否定したのは、まったく正しかったと思う。第二章で私は、

対象の、視覚でとらえられる一部が、それをとらえている心の原因となることはできない。

と結論したが（六四ページ）、これはそのまま、バークリーの反ロック説と同じことだ。つまり彼が言った、

「延長・かたち・運動は、我々の感覚の原因となることはできない」

と同じことだ（ただ念のために言っておくと私はバークリー説を剽窃したわけではない）。しかし

ここでは、このバークリーの反ロック説・反因果説を、この章のテーマである「近・現代西洋の哲学」という文脈に沿わせ、私自身の言葉で、もう一度だけ説明することにする。それは大体、次のようになる。


「第一性質」、つまりモノの延長・かたち・動き、これは、私たちがこの現実の中から、私たち自身の意志によって選び出した、現実のある特徴のことだ。つまりそれは現実の一部にすぎない。ところが、たぶん生得的な理由から、この特徴は、私たちにとってはふつう、一番単純で、一番疑う余地がないと思われる種類のものだ。たとえば熟したスモモが私の目の前にあったとする。それを友人が指さして、

「これは一個だろ。これくらいの大きさをもっているだろ」

と言ったら、私は、その通りだと思う。同じく彼が、

「これは赤だろ。そして甘酸っぱい匂いをもっているだろ」

と言ったら、やっぱり私はその通りだと思う。けれど人はふつう、前者の知覚を客観と呼び、後者を主観と呼ぶ。なぜか。それは、私たちは前者の方に、より確からしさを感じるからだ。この、「単純」と感じられるパラメーターに、現実を還元してしまうのが、「数量化」ということだ。


しかしいくら私がより確からしいと感じるからといって、他人がそのパラメーターを、私

が感じているように感じているかどうかは、また別の話だ。したがって厳密には、ロックが第一性質と呼んだ「延長」などを、匂いなどの「主観」と区別することはできないのだ。「主観」と「客観」の間には、本来は正当な区分などない。第一性質というのはただ、「対象である現実から、私たち自身が選び出す、一番単純で明快だと私たちがなぜか信じるところの、現実の一性質・一クラスclass」のことにすぎない。そしてもしそうなら、私は、「その選び出された現実の一クラスが、同じ現実の中の、残った他の諸クラスの原因となる」ことは絶対にないと思う。つまり、「『延長とその運動』という感覚の一クラスが、『赤い』『甘酸っぱい』という他の感覚のクラスの原因となる」ことは、まず、ないと思う。そうするとき私たちは、単に、現実の内容から、自分の好みに沿ってある性質を選び出し、そのうえでその選び出した性質が、選び出す前のもとの現実の原因になる、と言っているだけだからだ。これはただの遠回りである。だから改めて私は、バークリーの意見に賛成する。つまり、

感覚は感覚を生み出せない。

選び出した認識の一クラスは、もとの認識の内容を生み出せない。

という意見に賛成する。もしここで、「選び出した認識の一クラス」を、「脳細胞とその膜電位の変化」という特殊例に置き換え、「認識の内容」を、「意識」と言い換えると、右の結論は、

脳細胞の活動は意識を生み出せない。

となるから、第二章の結論を相補する。

まずあるのは、「意識」＝「認識の内容」の方だ。

5　私は神を信じない

こうして、心身問題についての元凶の一つとして歴史に君臨し、私たちの理解を長年歪めてきたロックの認知理論は、葬られた。でも私としては、バークリーの唯心論にも注文がまったくない、というわけではない。私がバークリー僧正に賛成できない理由の根本は、

「私は神 God を信じない」

という事実にもとづく。

カトリック神学というのは、まじめに勉強すれば、精緻な理論体系をもっているものらしい。でもこちらとしても、他人様が信じている信仰の、その細部まで、苦労して理解しなければならない義務はない。だから私の神の理解は幼稚なものだろうが、それにしたっていきなり、

「いつでも私たちの世界を感じてくれている存在」

なんて言われても、信じる気にはとうていなれない。

でもこのような「何者か」は、バークリーにとっては絶対に必要だった。なぜなら、もし自分の感覚が世界のすべてだとすると、自分が見たり感じたりしていないと、世界がなくなってしまうからだ。ただそんなときでも、誰か他人が感じていればそれでよい。だがもし誰も感じていない事態が生じると、世界は消えてしまう。これはまずい。そこでバークリーは、

「そんなときでも、私たちの世界を隅々まで感じてくれている神が常にいる。だから安心」

と説いたわけだ。

でもこれは詭弁である。そんな全能の存在は、私には想像できない。「想像できないものは存在しない」と言ったのは、バークリーだ。だからそんな神は、私にとっては存在しない。

そもそもこんな倒錯に陥ってしまうのは、バークリーが——そしていまだに多くの西洋人が——、**世界は数々の実体・中心からなりたっているる**と、誤って信じているからだろう。……なんて言うと物理系の人はすぐに、

「ニュートン物理学は飛躍的に発展・変化したから、そんな単純な世界観はもう古い」とか反論するだろう。でも一般人の認識というものは、ほとんど昔のままだ。

私は思うのだが、多分このような、ものごとのとらえ方にひそむ差こそが、東洋（日本）と西洋の考え方の間にひそむ、伝統的な違いの一つだ。西洋人とユダヤ人の男は、何らかの実体・小中心がこの世にないと、不安になるものらしい。それは、私たちと比べると、いわばディジタル思考とアナログ思考の違いのようなもので、西洋は完全なディジタル思考型。だって、あの連綿と続いてゆく音楽を、音符に分割して表現してしまうという乱暴なやり方や——彼らはそれを「論理的」と呼ぶ——、数＝数字・整数を偏愛するという、あの神経症的な性向は、そもそも世界を、

「いくつもの塊まりの寄り集まり」

ととらえているからだろう。そうではないか。だからこそ彼らは、究極の粒子をつきとめようと、モノをどんどん極小化してゆくのだろうし、今でも医学生物系の研究分野では、新しい粒子としての新酵素などが見つかると、大ニュースになる。それに、第一章で紹介したように、ついこの間まで、異分子としてのインディオと混じり合ったりするよりは、むしろ彼

らを、あたかも世界を粒子へと分け隔てるように、地の果てまで分け隔てていった。
こんな行為は、西洋人の思考が、強くディジタル思考型＝モノ中心である、という事実に関係すると思う。そしてこれは、定義によって、考え方が差別的 discriminatory であるということだ。彼らがいろいろなものを差別するのが好きなのは、このような根本的な考え方が底にあるからにちがいない（少なくともそれが理由の一つにちがいない）。そしてこれはサイエンス（science＝切り分け）の営為の根元にあるものと同じだ。
粒子――パーティクル――の存在を否定したバークリーにしても、その例外ではなかった。彼はパーティクルと、その元になっているサブスタンスの存在を否定する、といういい所まではいった。でも彼にとってもやはり、感じている「私 I」というものは、しっかりとした主体・実体でなくてはならなかった。彼はこんなふうに言っているからだ（『人知原理論』一三九節）。

「この世はいくつもの『I』という魂 soul/spirit と、モノという感覚 ideas とからできている。『I』は積極的 active に外界を感じている存在だが、外界はそれら『I』によって感じられる消極的 passive な存在にすぎない」

だからこそ、もし「I」が感じなくなると、外界はなくなってしまうのだ。それを防ぐために、どうしても、「I」の親玉であるGodが必要になるのだ。**この異常な考え方は、ほとんど「変態倒錯pervert」と言いたくなるほどだ。**

つまりバークリーの考えも、結局のところは、ディジタル思考＝差別的だったということだ。彼に欠けていたのは、「空＝時間」という考え方だった。バークリーも結局は、視覚偏重にとらわれ、その結果として、視覚空間に静止したように存在する「I」という実体を、想定してしまったのだろう。

そんな実体はない。

一〇秒前にあったモノなり「I」なりは、今あるモノや「I」と、同じではない。なぜなら、一〇秒が経過したからだ。まったく同一のできごとは、この現実世界では、二度と起こらない（ニーチェの主張は狂人の妄想である）。だから、科学研究が前提とするあの「再現性」も、厳密には、この現実世界にはない。それが「ある」と思うとすれば、それは科学が、現実から「延長・運動」という特徴だけを選び出し、現実を極端に単純化したうえで、その行為に気づいていないか、気づかぬふりをしているからだ。かりに脳細胞の発火が現実を表象できたとしても、同じ脳細胞が同じパターンでもう一度発火したからといって（そのように見えたからといって）、同じ現実は表象できない。現実は二度くり返さない。

バークリーが、「I」という安定した容器のようなものを想定してしまったのも、彼自身気づかないうちに、現実の具体的な内容よりも、内容から抽象した一性質にすぎないところの「延長」を、優先してしまったからだろう。

もう少し、時間を生きようではないか。

もしバークリーが、「I」という容器のような抽象ではなく、現実の方を、つまり空＝時間＝できごと＝具体＝内容の方を、優先させていたならば、「I」があろうがなかろうが、世界が存続するのは自明で、問題にはならなかったはずである。

6　フランスに生き続ける唯心論——サルトル

バークリー唯心論というのは、西洋哲学の正史からは、傍流か異端のように扱われている。人はたいてい、それを認めるのをためらっている。あのラッセルでさえ、『哲学の問題 *The Problems of Philosophy*』（Russell, 1988）の中で、「バークリー唯心論は、反論するのが非常に困難」と認めながらも、その理論まで認めてしまうのは、注意深く避けている。これはきっと、もし認めてしまうと、自分たちの文明の礎石が「じつはなかった」ということになってしまい、自分の立ち位置が宙ぶらりんになるからだ。しっかりとした実体・サブスタンスがない世界に、西洋人とユダヤ人の男は、耐えることができない。

で、ラッセルはどうしたかというと、センスデータ sense-data という造語を考え出した。バークリーのように、「サブスタンスがない」とまでは言わないが、私が感じるこの感覚を、とりあえず優先させる、という程度のものである。

でも、こんな折衷案を出したラッセルは、むしろ良心的な方だ。相手が「モノ」であろうが、「自我＝I」であろうが、それを支えている安定した実体はない、などと認めることができる、勇気ある西洋人とユダヤ人の男に、私はこれまでの生涯で出会ったことがない。彼らはどうしても、世界の中にいくつもの小中心を仮定してしまう。そしてその結果として、一つの中心、つまりモノと、もう一つの中心、つまり「I」または私の脳とを、結びつける何らかの法則、つまり感覚の発生因が、必要になってくる。そしてまた、こうして別々の中心を設けてしまうことで、私以外のモノの存在を疑うというあの誤り、つまり唯我論に陥ることにもなる。

まあ唯我論とまでいかなくとも、理不尽に肥大した自我の持ち主たちは、互いに我の正当性を、さかんに主張し合っている。日常レベルでは、こちらが呆れるほど好き勝手なことを放言して、自分の研究室のスペースを広げようとする。非日常のレベルでは、こちらが恐ろしくなるほど妄信的な信仰に堕落して、相手を殺し尽くそうとする。そこでは、私たちにはなじみ深いあの、「自意識」と、そこから発生してくる「他人の身になって考える」という態度とが、十分に機能していない。はたから見るかぎり、「内を見つめる」というきわめて人間的な認知能力と、「外に発散する」という動物的な行動機能との間のバランスが、動物の方に偏りすぎている。

あのバークリーでさえも、一方ではサブスタンスという「物体」を正しく否定したのに、他方では、こと「私」に関するかぎり、そこにやっぱり「延長物＝空間優先」の考えを当てはめてしまった。自我＝Ｉの実体性を認めてしまった。せっかく、「延長物が感覚を生じさせるというロック理論は意味がない」と看破したのに、自我を実体として認めてしまったので、結局のところは、「主体と客体」という二重構造に陥ってしまった。

では、我らが道元のように、「物体」の存在と、「Ｉという実体」との両者を否定し、すべては関係＝空であると考えることができた、思慮ぶかい思想家は西洋にはいなかったのだろうか。

いなかったわけではない。フランス思想界のサルトルとベルクソンがそれに当たる、というのが私の意見である。イギリスやドイツではなく、フランス出身の人たちだったというのが、興味ぶかい。私はこれには、フランスがヨーロッパ一の農業国である、という事実が関係していると思う。古代、中華の人々が、定着農耕を文明文化発祥の必要条件と考えたように（王、二〇〇五）、少なくとも一部のフランス人は、牧畜狩猟民特有のあの、粗野で男性的な行動機能だけでなく、定着農耕民に見られるような、温和で女性的な内省をも、ある程度までは備えている。その好例が、サルトルとベルクソンだった。

まずサルトル。

私の祖父の年代に当たるサルトルは、大変に繊細な人だった。まあ性に奔放で浮気をくり返し、事実上の妻ボーヴォワール S. de Beauvoir（1908-1986）を苦しめたという話は聞いたことがある。だが、サルトルと知り合いだったわが加藤周一が残した回想録や、一九六六年に、ボーヴォワールと一緒に来日したおり、NHKテレビで加藤と白井浩司（1917-2004）を相手に放談した際の記録などを読むかぎり、彼は西洋人には珍しい、東洋的な感性を備えた、細やかな人間だったことがわかる。たとえば彼は、こんなことを言っている。

「日本人に比べると、我々西洋人が粗暴なことがよくわかりました」（加藤、二〇一〇、二三四ページ）

これは、礼儀正しさについて話し合っているくだりでの発言だ。私はこれまでの生涯で、このように言える素直さをもった西洋人とユダヤ人の男に、会ったことがない。彼らは一般に、「礼を尽くす」という種類の態度に熱心でないばかりか、自分の粗野を棚にあげ、礼を「偽善」と呼んで排斥しようとさえする。だがサルトルは、礼の意味を素直に認めた。そしてさらに、日本の文化について鋭い洞察を披露した。ぐにゃぐにゃした粘体が嫌いだったサルトルは、刺身は食べられなかったと思うが、この日本料理について、

「日本においては、ナマモノは一つの文化現象です。これはレヴィ・ストロース C. Lévi-Strauss（1908-2009）をまごつかせるのではないかと思う」

と、自分に批判的だった構造主義文化人類学者を引きつつ言っている。スシ・サシミは、今やフランスでは日常食だが、これは一九六六年の話だ。多くの西洋人が、「日本人は釣った魚を手づかみで食っている」と思っていた時代である。サルトルはさらに、日本の建築について、こんなことも言った。

「美とは素材でもないし、その加工でもない。美とは関係なのです」

「西洋の建築は自然と相対しているが、日本の建築は自然に溶けこんでいる」

北欧でもギリシャでも、西洋人にとって、自然には人間の世界がないという。個人は森林の中を孤立して散歩するのだという。つまり西洋人にとって、自然とは、人間に対立するもの、野蛮・未開なものである。人間こそが文化文明で、主役なのだ。サルトルに言わせると、フランスではたとえ「お腹がすいた」という感覚の直接的な表明でさえも、それが言われるときには、すでに一度頭を通過したうえでの、作られた表現になってしまっているとい

う。これに対して、日本人のある女性は、食事のとき、サルトルの目の前で「お腹がすいたわ」とごく自然につぶやいた。これに彼は驚いた。こうして日本では、「人間がまず自己を滅却し、自然を至る所に浸透させようとしている」と感じた。日本人に見られる、自然さと礼儀正しさとのすんなりとした結びつきに、瞠目した。

——私は、ものごとをこのように見ることができる人物が、自己・自我を実体・中心としてとらえなかったのは、むしろ当然のことだったろうと思う。多くの西洋人が陥る、あの、「小中心のような私の自我が、おのおの別個に、環境を感知し認識している」という誤りに陥らなかったのは、むしろ自然の成りゆきだったろうと思う。こんな、近・現代西洋で代表的な意識観は、科学ではなくむしろ文化現象であると、サルトルは正しく見抜いていた。処女作『自我の超越』は、この態度の表明である（Sartre, 1965、初出一九三六年）。

哲学者サルトルは、まず当時のドイツの先端学者、フッサール E. Husserl（1859-1938）の現象学から出発した。サルトルの母はシュヴァイツァーのいとこに当たるドイツ系で、サルトルはたぶん小さい頃からドイツ文化には近しさを覚えていたろう。実際、二八歳のときベルリンへ留学し、そこでフッサール現象学に接した（ちなみにフッサールの主著『デカルト的省察』は、一九二九年に彼がソルボンヌで、ドイツ語でおこなった講演がもとになっているが、このとき二四歳だったサルトルが、その場にいたかどうかはわからない)。

そこで話の順序として、フッサール現象学について短く解説するが、この「新デカルト主義」と言われた学問は、具体的な心理内容は「括弧にいれて」、それについては「判断停止」をしつつ、自我そのものを、デカルトよりもさらに「純粋にとらえる」ことを目指した(フッサール、二〇〇一、二〇〇二)。でもその記述は思弁的で、読むに耐えないほど難解なものだ。以前私は我慢して読み、今回、当時作ったノートをもとに復習してみた。すると今の私には、フッサール現象学は、近代ヨーロッパ精神が行きついた最先端の、そのまたさらに切っ先に立つ孤独者の、悲しいスワン・ソングとして響いた。

フッサールは主張する。自我は、対象に対して志向性をもち、対象をとらえ、意識と世界に統一を与えることができる。だが対象そのものは、自我からは「超越」している、つまり自我の外にあるのだ、と。

では聞こう。そう考えるときの、その対象から取り残された、こちら側にある自我とは、いったい何ものなのか。対象＝世界に対立していて、具体的心理内容からも独立しているという、その自我とは、いったい何なのか。そんなものが、なぜ、あると思うのか。そんな中心のようなものが、我々のこの内部にあると考えるのは、バークリーのあの「私 I」と変わらないではないか。いや、フッサールの方が、じつは数段たちが悪い。なぜなら彼は、あまつさえ、「その自我そのものをとことんとらえよう」とさかんに鼓舞し、推奨して、多くの若者を惑わせたからだ。これは、バークリーもロックも、あのヘーゲルさえも超え、絶壁の切っ先で、あとは飛び込むだけの自殺志願者のようなものだ。つまり彼は、インディオではなく、自分自身の自我を、追い詰めて追い詰めて、とうとうチリの最南端まで追い詰めてしまったのである。目の前には、ケープ・ホーンの荒波しかなかった。

フッサールはユダヤ人で、しかも数学で博士号をとった。その哲学は、とことんディジタル思考型で差別的である。粒子へと分けるように、自我を、どんどんと偏執狂のごとく切り詰めていった。だが、そのように衣装を剥がされた自我には、当然ながら、何か語るべきものなど、残ってはいなかった。だからフッサールは、現象学の方法の「心意気」については大いに語ったが、自我そのものについては、多くを語らなかった。語れなかったのだ。なにぶん、たまねぎの皮をどんどん剥いていったら、あとには何も残らない。自我とは――そしてまた生命とは――その皮によって支えられていた、関係＝空のことに他ならないのだから。

サルトルはフッサール現象学が自滅してしまうのを、唯心論的転回によって救った。

サルトル現象学の要点は何か。それは、自我を核・中心のように扱うことをやめ、意識の方を優先させたことだ。意識の中に現われる対象の一つが、自我なのである。つまり自我の方こそが、意識から「超越」している。意識の外にある。そして、その意識を可能にするものが、世界＝対象なのである。

──いろいろな対象からなる世界がまずある。その世界が、この意識を、このようなものにしている。そしてその意識が、反省という作用をおこなったときに、そのときにだけ、意識に現われるのが自我＝私である。だから自我は、実体・小中心のように、いつも我々の内にあるのではない。いつもあるのは、世界と、世界によってかたちを与えられる、この意識だ。フッサールは自我が意識に統一を与え、意識が世界を認識すると言った。だからサルトルは、フッサール現象学を倒立させたことになる。

この考えによると、自分の自我も、他人の自我も、同じ、反省する意識の対象にすぎなくなる。だから自我を「超越」させれば、あの「我」を中心として、自分勝手な利益の追求に走るという醜い行為も、ある程度までは、おさえられるだろう。そして、このように自我を格下げすれば、神によってあらかじめ決定された「私（本質）」などというものはない、ということになる。つまりあるのは、この具体的な現実を生きている意識（実存）の方だ、ということになる。こうしてあの有名な「実存は本質に先立つ」という、無神論実存主義のテーゼが生まれた。

しかし残念ながら、哲学者としてのサルトルはその後、意識を「モノ・存在 être」に対するところの「無 néant」と言い換えた（Sartre, 1984、初出一九四三年）。これは私には理解できない。さらに社会参加の傾向が強くなり、「アンガジェマン（参入）」を唱えて、共産主義に近づいていった。しかし『自我の超越』のサルトルに限って言うと、対象や具体的な心理内容から独立しているという空虚な「私」の実体性を、正しく否定し、自然＝対象の方に主体性を与えた。

「意識とはつねに何ものかについての意識である」

として、意識の具体的な内容の方に、注目した。

「こちら側」ではなく、「向こう側」つまり「世界」の方に、主体性を与えたサルトル。彼の哲学は、私には、大変に非西洋的なものに感じられる。そして近現代のあの、西洋を中心として広まった脳哲学の考え――「こちら側＝私の脳」が世界の認識を生み出している、とする誤り――にも鋭く対立している。

でもサルトルは、意識と対象との「関係」については、納得するような考えを示せなかったと思う。モノは存在で意識は無、という対立は、私には理解できない。これらは同じなのか、違うのか。この両者に介在しているように見える私の脳と身体とは、いったい何なのか。

この最後の点については、サルトルよりも、その一世代上で、エコール・ノルマル・シュペリュール（高等師範学校）の大先輩にあたる純粋な思想家、ベルクソン教授 H. Bergson（1859-1941）の方が、詳細な考察を残している。そこで以下に、ベルクソンの考えについて概説し、現代脳科学の考えと比較してみよう。

7 フランスに生き続ける唯心論――ベルクソン

現代フランスを代表する哲学者の一人で、渡辺慧（1910-1983）など、日本の物理学者にも強い影響を与えたベルクソンは、パリ・ラテン区にある超エリート養成学校、エコール・ノルマル・シュペリユールを出て、のちにコレージ・ド・フランスの教授になり、さらには晩年ノーベル文学賞をもらうという、フランス知識人が望めるかぎりのエリートコースを歩んだ秀才であった。だがその生い立ちは、一風変わっている。彼の父親はポーランド系ユダヤ人の音楽家で、母親はイギリス人であった。今でこそ、ユダヤ系であることはエコール・ノルマルへ入るためのハンディにはならないが、彼がエコール・ノルマルに入学したのは一九世紀のことだ。よく面接で落とされなかったものだと思う。サルトルが一九五四年の著書『ユダヤ人』の中で書いたように、戦後になってもユダヤ人差別はまだ強かった。ベルクソンの筆記試験の成績が抜群によかったか、家が裕福で、ブルジョワ教育を受けていたかの、どちらかだろう。たぶん両方だろう。

東大へ入学するのに面接はない。だがエコール・ノルマル・シュペリユールへ入るためには、筆記試験の成績だけでは駄目で、面接試験に通らなければならない。だがこの面接は、サルトルも認めたように、差別フィルターの役目を果たす。つまり、フランス上流階級の背景と教養とを備えた「良家の子女」を選別するという機能をもつ。私が知るかぎり、エコール・ノルマル・シュペリユールに黒人の学生はいない（アラブ系なら少数いるかもしれない）。サルトルもブルジョワの出だったし、彼の生涯の伴侶、シモーヌ・ド・ボーヴォワールも、ブルジョワだ。なぜなら苗字に、「ド」が入っているからだ。「ド」が入る苗字は、ブルジョワ家の符号である。

ただし現在では、ユダヤ系であることはハンディでなく、むしろ有利に働くだろう。これは今やパリのエリート研究機関のトップのほとんどが、ユダヤ系エコール・ノルマリアンで占められている、という事実からも容易に想像がつく。公に言うとしっぺ返しを食うので黙っているが、これは公然たる事実である。でも一〇〇年前はそうではなかったろう。ベルクソンは半分ユダヤ人なのに、フランス知識階級のトップに立った。

ではその哲学は、どんなものだったか。彼の哲学は、父親が音楽家だったという事実に影響を受けているはずだ。なぜなら、音楽的なものを中心にすえるのが、彼の哲学の柱だったからだ。彼は主張した。

「目に見えるモノの広がりではなく、耳に聞こえるモノの継続が、生物にとっての真理だ」

目に見えるモノの広がりとは、空間だ。耳に聞こえるモノの継続とは、時間だ。空間より時間を優先させること。これが彼の主張で、なんとも東洋的なものだ。ベルクソンは道元に遅れること八〇〇年、ユーラシア大陸の西の端、欧州という非常に特殊な文化環境の中で、「量では駄目である」と最初に言うことができた、勇気ある思想家だった。

目に見えるモノの広がりとは、たとえば紙に書かれた音譜だ。耳に聞こえるモノの継続とは、実際に奏でられる音楽だ。音譜は実在する。でも音楽も実在する。まさか、

「音楽は、奏でられた後はもう聞こえないから、実在しない」

なんて言う奴はおるまい。それだったら、

「音譜は、隠された後はもう見えないから、実在しない」

と言ってもいいことになる。

ベルクソンは言う。実際に奏でられる音楽を、記号や数式などによって表わす方法はない。つまり実際に起きているできごとを、空間上の延長物によって換えることはできない。なぜなら、それらは、実際に起きているからだ。空間化、つまり量化というのは、継続している時間の、その現在の一断面だけを切りとり、紙の上に定着させるという行為にほかならない。

ところが、空間をアプリオリとして特別視し、目の前の「物体」にあまりにもとらわれすぎた西洋思想は、ただ視覚に現われる物体と、もう一つの物体との間の関係を、座標軸や数式で表わし、それで満足するばかりだった。実際に起きているできごとに、十分な注意を払ってはこなかった。これは誤りである。

ベルクソンは、**今起きている現実の、その具体的な内容＝時間**に注目せよと言った。これ

こそを実体とすべきだと考えた（ベルクソン、二〇〇一）。おのおののモノは、過去から現在まで、脈々と、つねに姿を変えながら、「持続」と彼が呼んだ時間を生きているのだ。この貫いてきているもの、私たちがたしかに感じるものごとの継続。これこそがホンモノであると、ベルクソンは考えたのだ。空間よりも時間が大切なのだ。ここで無理して、時間を時間軸「t」の上の点で表わすと、

「$t_1 \rightarrow t_2$」

と書くときの、その「↓」の内容こそが実体なのである。経験主義哲学では問題にされることがない、状態間の移行そのものが、実体なのである。

「↓」は、つねに、まんべんなく、進行している。この「時間」は、私にとっては意識である。だがそれは、私の脳の活動が生み出すものではない。むしろ私の脳と身体は、意識という流れの通過点にすぎない。**脳と身体は、ちょうど、川の流れに変化を与える川底のでこぼこのようなものだ**（ベルクソン、一九七九）。この流れの変化が私にとっての「認知」だが、流れ自体は脳が生み出すものではない。それは脳よりも先にあったものだ。

——ベルクソンはさらに言う。

ものごとの具体的な内容はそれ自体で存在する。ものごとが起きたということは、それ自体で存在し、けっして消えない。この「時間」は、生物にとっては「記憶」というかたちで世界に痕跡を残す。記憶は時間そのもので、それは脳という物体の「中にある」という類の

ものではない（ベルクソン、一九九九）。ただ記憶は「どこかにある」という類のものではないが、生物が過去のできごとを思い出すとき、その思い出された対象は実在する。実在するのは現在の知覚の対象だけではない。今現在の知覚の対象としてのモノは、時間の一断面としての、今現在の空間に実在する。だが過去の知覚の対象だったモノは、続いてきて続いてゆく、記憶＝時間の中に実在しているのだ。

8　ベルクソンと脳科学

ベルクソンの右のような考えを、脳科学に関係深い側面から、もう少し説くなら、次のようになる。

脳の役割とは行動を決定することである。だが脳は表象を貯蔵することはできない（ベルクソン、一九九九）。**したがって、脳という物体のあるときの状態は、その生体の「行動」の原因ではあっても、その生体の「心理内容」を表わしてはいない。**生体の心理は、時間の中にあるのであって、空間のどこそこに帰そうとするのは、無意味である。過去の心理に起きたできごとは、記憶として、時間として、それ自体で存在する。だから脳の状態を知ることによって、生体の心理の内容を知ろうとするのは、お門違いである。意識は時間そのもので、それは数量化の対象などにはなりえないものなのだ。私が感じるその「感じ」＝認知は、

「どこかにある」と言えるような類のものではないのだ。「モノの知覚がどこにあるのか、無理に言え」というのなら、それは、脳の内にではなく、むしろ対象の内にあるのだ（ベルクソン、一九九八）。

こんな考えはもちろんのこと、近現代を貫いて築かれてきた西洋の空間・量化中心の意識観とは、相容れない。ロック理論のところでも触れたが、西洋思想の根もとには、視覚空間を偏重し、モノによって世界は成り立っていると考える信仰がある。この信仰においては、あちらの物体＝対象と、こちらの物体＝私とは、「別のモノ」である。この思いこみから出発するかぎり、私が感じている場合、当然その感覚は、「私」という物体の内になければならなくなる。こう考えるのは、まあ人の勝手とも言えるが、こう考えているかぎり、「私」中心の人間たちが、互いに自分勝手なことを言い合い殺し合う、過剰な個人主義の状態から抜けでることは、そう考えない場合より、むずかしいかもしれない。だが西洋では、彼らが拠って立つこの信仰への検証は、かつてなされたことはなかった、ベルクソンがフランスに現われるまでは。

脳科学は近現代の西洋思想の結果として発達してきたもので、それ自体が一種の思想である。だからその考えも手法も、空間・量化中心の信仰によって裏打ちされている。感覚や心理は「私」という物体の中にあるにちがいない。だからその物体の中の状態を調べさえすれば、おのずから、感覚や心理を理解することができるはずだと考える。

だがこの信仰は誤りである。

いくらあるときの脳細胞の活動を知っても、それによって知ることができるのは、空間列で起こる現象についてのみである。つまり、その生体の「選択した行動」のみである。およそ一〇〇年前、アメリカの心理学者Ｊ・Ｂ・ワトソンJ.B. Watson（1878-1958）が、心理学を科学の仲間に入れるために、

「心理学は、計測可能な行動を、行動のみを、分析の対象とする」

と宣言して、心理内容を切り捨て行動主義心理学を旗揚げしたとき、ワトソンには、右の科学手法の限界が見えていたと思う。ところがその後、この一派がスキナー B. Skinner（1904-1990）などを経て、神経科学へと合流し、今私たちがおこなっているかたちの行動神経科学へと発展してゆく過程で、右のワトソン流のいさぎよさに翳りが出てきた。たぶん脳科学者の傲慢と焦りのためだろう。あるときの脳細胞の活動を知りさえすれば、ほんらいは時間の中にある心理の内容までもが知れるはずだ、という誤りに陥った。こうして「心は脳が生み出す」とか、「脳の活動から心的活動は現われ出る」とか、訳のわからないことを言う人たちが現われ出てきた。

そこで、ここでくり返し言う。

心理内容＝意識の流れのでこぼこ＝心を、量化の記述によって表わすことはできない。量では駄目である。

心理内容は、「どこにあるのか無理に言え」というのなら、意識＝時間の中にある。これに不満をもつ人は、意識＝時間の実在性に賛成できない人だ。けれど私は思うのだが、ものが存在することはふしぎがらないのに、意識となると途端にその存在をふしぎがり、それに正当な存在の権利を与えるのを拒むのは、考えてみればふしぎな話である。カント I. Kant（1724-1804）の指摘を待つまでもなく（カント、一九六一、二五八・二六三・二八一ページ）、人は一般に、「モノが新しく生み出されたり、とつぜん消えたりすることはない」と信じていて、モノの存在をアプリオリに受け入れている。だがその一方で、「意識が生み出される」という命題にはたいした疑問をさし挟まず、意識を、生成と消滅をくり返す、訳のわからぬものにしてしまう。これは、どう考えても不公平である。意識・認知の存在をすなおに受け入れるべきではあるまいか。モノとモノの認知とは、一つの同じことだと私は思うからだ。そしてこう考えることこそが、ゆくゆくは、同じ種同士なのに自分の「正しい価値」のために殺し合うという、われわれ人間の劣った性質を緩和するための、遠回りかもしれないけれど根本的な、解決法の一つになるかもしれない、と願うのである。

ベルクソンでこの章を締めくくろう。

ベルクソンはサルトルのような社会参加はしなかったが、サルトル同様弁舌に長けていて、コレージ・ド・フランスでの公開講義は、いつも満席の人気教授だったという。だがその思想は、サルトルのものより深く、かつ緻密であった。サルトル以上に、ヨーロッパ精神の良心を——言葉で言いあらわしえないものを、真摯に、なんとか、言葉で言いあらわそうとする良心を——、精緻なかたちで具現していた。

ベルクソンはフッサールと多くの共通点をもっている。二人は同い年だし、二人とも、もともとは数学の出だ。さらに二人とも、ユダヤ人の血を受けついでいる。ところがその考えは正反対で、ベルクソンは「私」という中心をもうけることはせず、意識は世界にあまねく汎在すると考えた。そして、心理状態の数量化というのは、空間中心の考えが、誤って時間にあてはめられたものにすぎないと、正しく断じた。一方のフッサールは、私に言わせれば、近代ヨーロッパ精神の暗黒面の究極の代表選手だ。彼は「自我」にかたくなにしがみつき、現象学の心意気について、勇壮な軍隊ラッパを吹かせていた。二人に面識があったかどうかはわからないが、この同じ頃、パリのベルクソンは、コレージ・ド・フランスのひっそりとした研究室で、なかなかわかってもらえない時間の非空間的な実在について、静かに思いをめぐらせていたのである。

ベルクソンの恩師は、彼が数学を去って哲学専攻を決心したとき、

「もったいない。なんで哲学なんかに」

と、弟子の選択を惜しんだそうだ。だが、この果敢な選択によって、私たちは西洋にも、

「量では駄目である」

と言える、すぐれた思想があることを知ったのである。

コレージ・ド・フランスの公開講義場へと降りてゆくホールの壁には、今でも、ベルクソンの肖像が額に入れて掲げられてある。それは彼の後輩たちが、いまだに脳の中の分子と、分子同士の相互作用の記述にばかり明け暮れて、それが本当に何を意味するのか問おうとせず、空間＝量への偏愛から一向に抜けでる気配がないのを、静かに見下ろし嘆いているようだ。

第四章　唯心論と脳科学

1　これまでのまとめと展望

ここまでの道のりで、私は、科学は西洋文化の歴史にもとづいて発展してきた思想・信仰の一種だから、脳科学という科学の意識観も、この信仰に裏打ちされていると主張した。この信仰の特徴は、ヨーロッパ圏人の生物学的および文化人類学的な特質から根を発すると思われる、空間偏重と量化の思考である。これはこれで、おおいに便利である。でもそれによって、私たちの心まで理解することはできない。心または心理内容は、空＝時間の住人なのだから、いくら量の記述を重ねていっても、永久にたどりつくことはできない。

――と、このようなことを私は、道元やベルクソンの力を借りながら、前の三つの章で述べてきた。そして、このようにして心を空間の中の実体に帰するのをやめ、「私」という実体のような中心を考えるのをやめることが、長い目で見れば、私たちの未来にとっても大切なことにちがいなかろうと言った。

でも人は笑うかもしれない。

「そんな悠長なことをしていたら、競争に勝てないよ」と。

その通り。たしかに、こんな考え方をしていたら、量をもって攻めてくる相手には負けてしまう。でも無責任に聞こえるかもしれないが、私は学究だ。学究の任務は、与えられた体制を是認したり、それを強化したりするよりは、むしろ体制とドグマから自由になり、ときには体制・ドグマそのものを考える対象にしながら、私たちにとって何が真理 the verity なのかを、つきとめようとすることだ。そしてその the verity が、長い目で見れば、人間と生物の世界に貢献してくれるのを願い、その思いを伝えてゆくことだ。

私は表芸を脳神経生物科学と神経心理学、裏芸を認知哲学とする学究だ。その私のささやかな良心は、こう主張する。


「こと心に関するかぎり、the verity は、神経細胞の活動の量的な記述からは得られない」

「量化の方法に則っているかぎり、どこまでいっても心は、いわば網で砂をすくうと砂は網の目からこぼれ落ちてゆくように、こぼれ落ちてゆくばかりだ」

そしてさらに、

「量化の方法から自由になって、心をもっと正当に扱ってあげることが、ゆくゆくは、私たちの他人に対する認識を変えることにつながる。そしてゆくゆくは、それが、自我中心の悪しき伝統に歯止めをかける一助になるかもしれない」

この最後の章では、これらの点――とくに第三点について、もう少しグローバルに俯瞰してみようと思う。そして近年アメリカを中心にして流行りはじめている「社会神経科学Social Neuroscience」という学問分野の情勢にも触れ、「脳科学の希望」について、私なりのささやかな考えを示してみたい。

2　なぜ科学はヨーロッパで発達したか

敵に勝つには敵をよく知らなければならない。空間偏重・量化思考の過度の適用に歯止めをかけるには、こんな考えがどんなふうにできあがってきたのかを知らなければならない。なぜ科学はヨーロッパで発達して、アラビア半島や東洋やアフリカでは発達しなかったのか。

「それはヨーロッパ人が、アラブ人や中国人や黒人より、すぐれているからだ」

ヨーロッパ人の多くは、今でもそう思っていることだろう。これが今や欧米研究機関トップの九割以上を占めると考えられる、ユダヤ系の人になると、一つひねりが加わって、

「それはもともとすぐれたヨーロッパ文化に、われわれユダヤのいっそうすぐれた血が加わったからだ」

と、思っていることだろう。

イスラムに八〇〇年も支配されたスペインは別として、ヨーロッパはイスラム文化をつねに他者として扱ってきた。また、中華帝国というまったく別個の文化・国家のシステムが陸地の向こうの方にあったことを知ったときも、ヨーロッパは自己中心の態度を変えようとはしなかった。これはヘーゲル教授 G.W.F. Hegel（1770-1831）の反応に一番よく現われている（ヘーゲル、一九九四）。ヨーロッパは、中華帝国の出現に最初は少しあわてたけれど、結局は、

「中国人は劣っている」

と定めるにいたったたからだ。あれからまだ二〇〇年たっていない。たった五、六世代前のことなのだ。それはそんなに昔の話ではない。たとえば私の祖父が子供だった頃、彼を可愛がった祖父がヘーゲルの子の世代に当たる。私の祖父の祖父、大谷信治は、ヘーゲルは知らなかったと思うが、彼が生きていた頃ヨーロッパでは、

「東洋をどのようにうまく征服するか」

は、新しい魅力的な課題だった。ドイツの一流大学の教授・ヘーゲルは、結果としてその尻馬にのった。なぜなら彼は、ベルリン大学での講義で、ヘーゲル弁証法哲学の集大成として、

およそ次のような「歴史哲学」を大まじめに説いていたからだ。

「中国人は、精神の発達の途上段階にある、劣った人種である。この点では、歴史的に見て、われわれゲルマン人が人類最高の域に達している」

これは馬鹿馬鹿しいけれども、体系的な記述なのであって、ちょうど同じ頃日本で、国学者・平田篤胤（1776-1843）がオランダ人を見て、

「あれは犬の眼である」

とか、

「犬の如く淫乱なやつらである」

とか、クダを巻いていたのとは、わけが違う。向こうは感想文ではなくて、理論と体系で武装していたのだ。つまり「その場の感想」はすぐに変わっても、堅固な体系と信念によって一度根づいた社会通念は、そう簡単に洗い落とせるものではないから、ほんの数代前まで信じられていた通念は、その社会の人間たちの深層心理には、今でも根強く残っていると考えるのが自然だろう。これは実際にドイツの片田舎を個人旅行してみれば、十分に実感できることだが、私はそんな自虐的な実習は読者にはすすめない。

ところが当然ながらというか、幸いなことにというか、科学がヨーロッパで発達したのは、

別に彼らが我々よりすぐれていたからではなかった。むしろそれは、幸運な偶然によって、他の土地にもあった二つの思考パターンが、ちょうどうまい具合にヨーロッパで出会ったからだった。加藤周一と湯川秀樹（1907-1981）の考えによれば、そうなる（加藤、二〇一〇）。

二つの思考とは何か。

それは、経験主義と合理主義（数学）である。

ここは加藤周一の受け売りになるが、中国では経験主義が強すぎて、数学が圧倒されてしまった。反対にアラビア半島では、数学が強く発達しすぎて、それでなんでも説明できると考えたので、実験なんかする必要がなかった。この二つが運よく一七世紀のヨーロッパで出会ったから、近代科学が起こった。

合理主義とは、一神教の神の摂理があらかじめ与えられており、その理に合うように世界は作られている、と考える思想の一派である。神の摂理は数学の体系に象徴的に現われている。だからデカルトやニュートンは、元来はアラビアで発達した数学を使って、自然現象を機械的に説明することが、すなわち神の摂理を証明することだと考えた。デカルトやニュートンは、彼らの神の摂理をあまねく示すために、数学や物理学をやっていたのである。

しかしながら、ヨーロッパにはもともと、経験主義の風土もあった。それはたとえば薬草のように、なぜ効くのかその原理はわからないけれど、とにかく効くことが経験的に知られている、という種類の知識の体系だ。きっとキリスト教が広まって、オリエント一神教のもとに社会が秩序化されてしまう前の、多神教ヨーロッパの土着文化は、たぶんにこのようなものだったにちがいない。

この両者がぶつかったとき近代科学が生まれた。加藤周一はそう考えた。つまり、さまざまな経験を、数学的な原理をあてはめて類に分け、体系化してゆく。そしてその原理によって、新しい経験を予測する。もし経験（実験）が予測に合わなければ、原理の方を優先させ、経験の方をくり返して試す。

このような行為によって近代科学は発達してきた。今でも脳科学者の中には「モデラー modeller」と呼ばれる一群の人々がいるが、彼らは、みずからは実験しないで、他人が発見した脳細胞の活動に数式をあてはめて、それをモデル化し、そうすることで生体の行動を予測可能にするのを職業にしている。私が知るかぎり、彼らのすべて、とまでは言わないが、多くがユダヤ系の人々である。私はそこに何か、一神教的な真理への強い――ときには強すぎる――意志を感じる。これとは反対に、ヨーロッパの端っこの方、イギリスや北欧では、実験生理学がとくに発達した。これは、辺境の彼らはユダヤ・キリスト教の影響から比較的に自由だったからだ、というのが私の想像である。

3　経験主義にもいろいろある

さて言うまでもなく、多神教の土着世界というのは、ユダヤ・キリスト教とイスラム教の支配下に置かれなかった、東アジア圏の大部分にあてはまることだ。そして中国は、当然ながら、その歴史と規模からいって、東アジア経験主義世界の代表者である。鍼や灸などの漢方医学は、長年の経験によって、経験によってのみ、体系化された学問だし、紙、火薬、羅針盤、印刷術といった中華世界による発明は、経験（実験）から導かれたものだ。これらが大発明なのは明白だ。なぜならこれらのものがなかったら、世界はまったく違った姿になっていたはずだからだ。しかしこれらの発明は、ヨーロッパ合理主義からの評価は高くない。なぜならこれらの発明は、基礎的な理論から演繹的に導かれたものではないからだ。これらには、他のものごとにも応用できるような普遍的な原理が――神の摂理が――底にないからだ。

では、もしアラビア由来の数学と、一神教とが、中華世界にももたらされていたら、中華世界はヨーロッパのような近代科学を生み出しただろうか。

「生み出さなかっただろう」

私はそう考える。この点が加藤周一の考えに反対、とまではいかないが、付加したい点だ。

そしてこの点こそが、「敵（空間偏重・量化思考）」の内情を理解するための助けになると信じるものだ。

加藤周一の考えに従うと、経験主義と合理主義がぶつかりさえすれば、どこにでも近代科学は生まれうる、ということになる。けれど私は、コトはそんなに単純ではないと思う。そこにはぜったいに「人種間の違い」が反映していると考えるからだ。どちらがすぐれているか劣っているか、という話ではない。そうではなくて、第一章で述べたような、白人とアジア人との間にたしかにあると感じられる性向の違い。これが、近代科学の発達にも影響をおよぼしたにちがいない。

ヨーロッパにあって、中国に十分になかったものとは何か。それは、前にも触れた、ヨーロッパ圏人に見られる、

「注意が内にではなく、むしろ外に向かう」

という特徴である。

一つ例をあげよう。

前述した平田篤胤はオランダ人に接したとき、彼らの性質について「人品は軽々しく」と感じた（加藤、一九八〇）。この人品の軽々しさとは何だろうか。もちろん彼らは、現在のヨーロッパの男たちと同じように、西洋の女性と比べると格段にもの静かで温和な東洋の女性に目を見張り、舌なめずりしたことだろう。「犬の如く淫乱」と篤胤が感じたくらいだか

ら、当時のオランダ人も、今のオランダ人と同じく、相当な淫行にふけったのだろう。そしてまた、宗教家ではなく商売人だった彼らは、やたらと陽気でうるさく、手に負えなかったのだろう。これらが人品の軽々しさの大きな部分だったろう。だがそれだけではなかったかもしれない。篤胤はオランダ人が、「はなはだ深くものを考える」習慣をもつ人々であることも見抜いていた。では篤胤は果たして、彼らのこの「深くものを考える」習慣と、「人品の軽々しさ」との間に、あるつながりがある、ということも見抜いていただろうか。天文学や地理学・医学などの「技術」にすぐれているのが、

「注意を外のモノに向けて、深くものを考える」

という習慣の結果だということに、気づいていただろうか。内に向かって深く考えるのではなく、外に向かって深く考えるという一種の「軽々しさ」が底にあることに、気づいていただろうか。

本書を通じて問題としてきたこの潜在する特徴。これが西洋の近代科学の勃興に与えた影響の具体例は、平田篤胤が生まれた年に死んだデイビッド・ヒューム David Hume（1711-1776）の主著『人性論 *A Treatise of Human Nature*』である（Hume, 1985）。ヒュームはロックと並び称されるイギリス経験主義哲学の祖で、ロック亡きあと、西洋の実験科学に概念的な支柱を与えた巨人だ。(注四) 彼は言うのである（すべて大谷の意訳）。

「我々の観念は、外界の物体が我々の内に起こす『印象』がもとになっている。『印象』は『感覚』となり、『感覚』が心に複写されて『観念』になる。そしてある観念と別の観念とが組み合わされ、『概念』ができる。もとを正せばこれらはすべて、外界のモノが我々に与えた経験の結果だ」(p.55-57)

「時空間の観念はそれ以上分割できない単位からなる。時間は、そんな単位の感覚が一つ一つくり返されるときに生まれる観念のことだ」(p.80-84)

「因果とは物体相互間の関係のことだ。この関係だけが、一つの物体ともう一つの物体とを結びつけることができる。だがこの因果関係の底には、それを可能にする『秘密の原因 secret cause』が潜んでいる」(p.121-125)

「魂は非物質的なものだ。たとえば思考は、物体の延長とはまったく相容れない性質のものだ。味に延長はない。情熱や倫理にかたちはない」(p.280-295)

おわかりだろうか。外界を、延長をもつ互いに均質なモノの集まりとして、バラバラの個に分けてしまう。そして自分の内にある感覚や観念さえも、数えられるモノのように、個別的・加算的に扱う。そのくせ延長という特徴を当てはめることができない、「魂」やら「秘密の原因」やらは、別物として自分の内に残しておく。

つまりモノとモノとの間には大小の差しかない。優劣・美醜・好悪などという「価値」はモノではなく、内なる「魂」の領域に属するという。線香くさい二元論だが、これこそが近代科学を築き、それと同時に、領土拡張に狂って世界を植民地化した文明の内情だ。外界のモノに対してあくなき興味と欲求を見せ、その征服を目指す一方で、内には神の領域に属する不可触な「魂」をもつという、敬虔だが「人品軽々しい」文明の内情だ。そしてこの神秘的な二極性は、今でも脳科学がとっている態度だ。

これに対して東洋の経験とはどのようなものか。どんな経験のあり方が希望となりうるのか。ひと言で言えばそれは、**一つ一つの経験は特殊なかけがえのないもので、それらは均質な要素の加算からはできていない**と感じるところの、そんな経験だ。

松岡正剛（1944-）の『日本流』（松岡、二〇〇九）という本には、日本由来の概念や芸能の実例が数多くあげられている。その第七章で松岡は、芸の型や秘伝について語るくだりで、

「師のわざを継ぐには、それを自分でやってみるしかない。盗むしかない」

という日本古来の伝統芸能に見られる習慣を紹介している。弟子の質問に答えて説明したところで、そんなものは何にもならない。芸を盗んで自分でやってみて、自分自身の体験にしなければ、何にもならない。なぜなら、一人一人の経験はみな違うからだ。落語の名師匠は弟子に噺を教えるとき、

「一度しかやらないよ」

と言って、たった一度きり弟子の前で演じてみせるという。これは厳しく指導するという目的のほかに、「人による経験の特殊性」という認識が底にあるからだろう。こんなとき合理的な西洋人なら、

「言葉を使って、論理的に、誰にでもわかるように説明してくれ」

と言うだろう。日本の師匠の教え方など、泳げない者をいきなり水の中にぶちこむような、非合理な意地悪にしか映らないだろう。なぜなら、芸であれ何であれ、西洋人にとって経験というものは、互いに均質な単位の要素が加算されてできあがっているものだからだ。順を追ってやってゆけば、誰にでも到達できるはずのものだからだ。このことは、私自身がパリ大学でボクシングを教えているので、よくわかる。ボクシングの動きは要素の積み重ねによってできており、あくまで論理的な体系で、習いさえすれば誰でもある程度まで体得できる。学生によっては動きを、言葉を介して理解しようと躍起になり、私に言葉による説明を求めてくる。私は落語の師匠ではないから、求められれば説明するが、そのあとに、

「自分でやってみるしかないよ」

と言うことにしている。そう言ってもなかなか納得しない博士課程卒のヨーロッパ型秀才もいるが。

だが東洋の経験はそうではない（これには武術も含まれるだろう）。経験の一つ一つは特殊なもので、それらはそれ以上分割することができない「塊」なのだ。時間なのだ。一つのメ

ロディーなのだ。それは均質なディジタル要素が、量的に加算されてできているのではない。あたかも対象の一つ一つに魂があるとする多神教のように、一つ一つの経験は、二度とくり返されることがない、かけがえのないものなのだ。**そんな経験には、初めから、価値が含まれているのだ。価値は魂の中にではなく、経験の中にあるのだ。このことを私たちは、認めるべきなのだ。**

「経験は要素の加算的な積み重ねなのか、そうではないのか」

という東西に見られる差については、第一章で触れた埴谷雄高と中沢新一の対話の中で、中沢新一も面白い例をあげている（埴谷、一九九六、一九一―二二ページ）。中沢によれば、同じ仏教といっても、インド仏教と中国仏教とでは、別物のように違うという。インド仏教は、

「順々に階梯を踏んで修行していくことによって、人間はだんだんと悟りに近づいていく」

という考え方をとる。だが中国仏教は、

「禅的な考え方で、これは人間は瞬間的に初めから全的に解脱できるんだ」

という考え方をとる。

この違いはどこから来たか。中沢は、インド仏教がインド・ヨーロッパ語族の世界で発達したことが大きいという。これは経験を要素の加算的な積み重ねとしてとらえる、ヨーロッパ土着の経験主義と根を同じくするものだ。そしてこの段階的な方法こそが科学の考え方だ。

これに対して非アーリア民族の東アジアの考え方は違う。それは「全的な飛躍」であるという。神道であろうが、道教であろうが、チベットの宗教であろうが、

「人間は全的に完全なものに今すぐにだって飛躍できるんだ」

という考え方をとるという。これは東洋の経験の非分割性・特殊性という特徴にもとづいているだろう。

この二つの考え方は水と油のように違う。これらは永遠に交叉しないのだろうか。釈迦は非アーリア人であった。その釈迦がガンジス川のほとりへ出かけていって、アーリア文化と出会ったときに、仏教という体系が生まれたと中沢は言う。釈迦は自分の思想を表現するために、アーリア的な方法を用いた。だが釈迦の時代だけでなく、現代でも、アーリアの段階的な考え方と、東アジアの全的飛躍の考え方との二つを、どう関係づけてゆくかというのは、きわめて大切な課題だ。この二つを、

「どうやって統合していくかということに、二十一世紀の人類思想の可能性というのはかかっているのではないでしょうか」（中沢新一）（埴谷、一九九六、二二一ページ）

二一世紀の人類思想まで語ることは私にはできない。だが二一世紀の脳科学くらいなら、少しは語れるだろう。それを以下の二項でやって、本書の結びとしたい。

4 脳科学が認めるべきこと

結論から言う。

「経験は均質な要素の加算的積み重ねからはできていない」

ことを、脳科学は認めなければならない。

「経験には初めから価値（質）が備わっている」

ということを認めなければならない。そう認めて、自分の「分」をわきまえなければならない。

だがこれを認めるのは、科学にとってはつらいことだ。科学は、経験主義唯物学と合理主義数学とが合わさってできている。前者は、外界にはモノしかないと言う。後者は、世界は唯一神の数学原理によって律されていると言う。この二つが合わさったら、そこには質の参入する余地はまったくない。こうして「質」は、魂という「内なる」何ものかの所有するところとなってしまう。しかし科学は、自己の万能をすでに神話化してしまっているので、モノを扱うことですべてが解決できる、という信仰を崩したくはないのである。

この態度は、科学がいさぎよくモノだけを扱っているかぎりは問題を起こさない。これは、物理学と化学が前世紀までに成し遂げた成果を見れば明らかだ。しかしいったん科学が、モノを認知している主体にまでその扱う対象を拡大しようとしたとき、問題は現われた。**なぜ**

なら、主体の認知行動というのは価値（質）によって律されているからだ。延長物としてのモノを数量的に記述する方法では、それを扱うことはできないのだ。無理に扱おうとすれば、私たちは「心」ほんらいの姿をとらえそこない、心は逆にますます、私たちの内に潜行するばかりだ。モノと心の二極性は増すばかりだ。

　これにいち早く気づいた天才ワトソンは（第三章一三〇ページ）、計測可能な「行動」だけを見ることにして、実験動物のネズミが、

「何回レバーを押したか」

という「数」を測定した。これはこれでよかった。この方法によって私たちは、ネズミの行動の機械的な側面を支配することができるようになる。だがこのときネズミが、

「何を感じてレバーを押したか」

という心の方は、数量化できない。なぜなら、「何を感じていたか」を表わすためには、

「私たちが何を感じるか」

という価値の存在が前提になるからだ。これは当たり前のことなのだが、この当たり前を、脳科学はいまだに正式には認めようとしていない。

　そこで私はこれを正式に認めることを促す。

　ここに一つよい例がある。これを書いている二〇一一年三月、米国神経科学会の機関誌で、私たちの間では権威ある専門誌として尊敬されている *Journal of Neuroscience* に、ある論文が発

表された（DeViro and Eichenbaum, 2011）。それは、脳科学が認めるべきなのに正式には認められない、経験の非分割性・特殊性というものの実在を、痛烈に示していた。

この論文のテーマは、

「ネズミはどのようにできごとの時間関係を認識しているか」

を知ろうというものだ。そのため実験者はネズミに、二つの別個の「匂いの時間連鎖」を覚えさせた。ネズミは匂いを覚えるのが得意だ。実験者は、オレンジ・レモン・シナモン・アニスなどという違う種類の匂いを、一つずつ順々にネズミに嗅がせて、その順番を覚えさせた。その三時間後に、今度はまったく別の種類の匂いを使って、もう一個の別の匂いの順番を覚えさせた。たとえば一つ目は、

「A→B→C→D→E」

という匂いの順番で、三時間後の二つ目は、

「L→M→N→O→P」

という順番である。この場合ネズミは、AはBより先に起き、LはMより先に起きたことを、問題なく認識できた。これはまあ当然だ。そこで彼らは、ネズミが、AがLやMよりも先に起きているか、またはBがMやNよりも先に起きているか、を覚えられるかどうか試してみた。するとネズミは、こちらの方はまったく覚えられなかったのである。

私たちはこのことを直感的に理解できる。右の二つの匂い連鎖の間には、三時間という

時間がはさまれている。そんな場合私たちは、「A↓B↓C↓D↓E」という一つの連鎖と、「L↓M↓N↓O↓P」というもう一つの連鎖との間に前後関係がある、というふうには感じるが、別々の連鎖の中の、ある匂い同士の間に前後関係があるかないか、なんてふつうは考えない。音楽で言えば、あるメロディーの中で、それを構成している音の間には当然前後関係があるが、一つのメロディーの中のある音と、三時間後に聞いた別のメロディーの中のある音との間に前後関係があるかないか、なんてふつうは考えない。だからそれを記憶するような機構は、生体には本来備わっていない。私たちは二つのメロディーを、別個のできごととして、扱うからだ。これは当たり前すぎて、私たちはふだんそれを意識すらしない。

だが科学はそうは考えない。科学にとっては、「A、B、C、D、E」と「L、M、N、O、P」はともに「時間軸上」の数学的な点にすぎない。だからAとMとの間に前後関係があるのはもちろんのこと、AとMとの間の前後関係を識別する方が、AとBとの間の前後関係を識別するよりも、やさしくなければならない。なぜならAとMとの間に経過した時間は、AとBとの間に経過した時間よりも、はるかに大きいからだ。つまり科学の思考法には、私たち生物がごくふつうにとる、

「できごとのいくつかがある価値にそってグループを作り、別の価値をもつ他のグループを差別する」

というやり方は、内包されていない。だが私たち生物の心はそうではないのである。**私たち**

生物の心は、経験の要素の一つ一つを、「時間軸」上に配置される単なる点のようには扱わないのである。生物にとっては、経験には初めから価値が備わっているのである。価値は魂の中にあるのではない。価値は経験の中に、経験する対象の中にあるのだ。

私は、脳科学はこれを正式に認めるべきだと思う。そして「計測可能な行動のみを分析の対象とする」というワトソン流のいさぎよさを取りもどし、

「心的活動が脳の物的活動から現われ出てくる」

なんていう詭弁とは、おさらばするべきだと思う。そしてこの訣別を積極的に公表すべきだと思う。こうして「心」を理解したい私たちは、「外界のモノ」と「自分の内の価値」というヒューム以来の二元論とも正式におさらばし、「生体は外界に向かって開かれている」ことを、認めるべきだと思う。心が――空＝時間＝内容＝価値が――、そこに、初めから、汎在していることを認めるべきだと思う。

こう認めることによって私たちは、「自我 ego」という一神教の神のコピーのような中心・実体はないことを知る。脳細胞の発火の数と、その分布とを測定することは、その生体の選択した行動のみを表わし、それ以上でもそれ以下でもないことを知る。こうして脳科学は、その本来の使命である、

「生体の行動の機械的な側面を理解しコントロールする」

という、実利上のすばらしい機能を、十分に発揮することができる。機械としての脳神経系と生体の、理解と制御と支配とを、法に触れない範囲で、とことん押し進めることができる。だがその一方で、「哲利」上は、**私の脳は世界の中心ではなく、汎在する時間を媒介する数多くの対象のうちの一つにすぎない**ことを、素直に認めなければならない。こうして、ほんとうの「心」のあり方を考え、心をほんらいの場所にもどしてあげることが大切だろう。こう私は信じるのである。

少しばかりの飛躍になるかもしれないが、いかにヒューム流の二元論が人心の荒廃を招いているかは、西洋人が——と言って悪ければフランス人が——自分の非を滅多に認めず、かりにいやいや認めても、直接的にはぜったい謝らないことからも想像できる。これにはよく言われるように、謝ってしまうとあとの訴訟で不利になるから、という計算はあるかもしれない。だがそんな場合私なら、

「あなたは自己の利だけを考えて生きているのか。あなたに良心はないのか」

と問うだろうし、実情はそれとはちょっと違う。なぜならそんな大げさな場合だけでなく、些細なことがらに至るまで、ぜったいに謝らないからである。

二年前の冬、私は大学から自転車で帰宅する途中、あやうく転倒しそうになった。歩行者用の赤信号を無視して横断歩道を渡っていた男が、突然回れ右をして、私の進行方向に歩み

出してきたからだ。男は携帯電話で話しながら歩いていた。接触を避けようとした私は、自転車ごと路肩に乗り上げ、石の壁にコートの肩をこすりつけてやっと止まった。怪我はなかった。二〇代後半と思われる会社員風の男は、「大丈夫か」と言いながら近づいてきたが、それ以上何も言おうとはしなかった。

「謝るのがふつうだろう」

私がそう促すと、男は、

「俺は歩行者だ」

と意味不明の言葉を言い放ったきり、背を向けて歩き去っていった、携帯電話で話しながら。私がその背中に向かって罵声を浴びせたのは言うまでもない。

自由・平等・博愛を国是とする国で、なぜこんな行為が可能なのか。

「謝ったところで何にもならない。謝ればいいというものではない」

というのは身勝手な言い訳だ。なぜなら人は、たとえば金銭的な賠償より、ひと言の謝罪に心を動かされるものだからだ。自分に非があると判断したとき、人は謝罪の言葉を口にすべきである。しかし一般に西洋人は、非を認め謝ることを避ける。これには相手がカサにかかって反撃してくるのを防ぐ、という自己防衛もあるかもしれない。西洋人にはえらく攻撃的な人がいるからだ。しかしそれだけではないと私は思う。謝らないのは、彼らの意識が実体としての「自我」に集中しており、彼らが「自我は不可触で、他人との関係において相対化されるようなものではない」と感じているからではないか。この内なる、魂をもつという自我。彼らは、「魂は不変で、これは神との関係においてのみ相対化される。他人の魂とは互いに平等で互いに不可侵だ。そこには上下関係はない」と、このような感じ方をしているからではないか。これは「自由・平等」の一種ではあろう。だがこれでは、ほんとうの「博愛」は無理だろう。

もし謝るとすれば、彼らは彼らの一神教の神に対してだけ謝るのかもしれない。だが私は神なんか信じていない。私はあの男に、私に向かって、謝ってほしかったのだ。私に向かって「心を開いて」ほしかったのだ。そうすれば私は、彼に罵声を浴びせかけたりなんかしなかっただろう。残念なことだ。

5　脳科学の希望

「私の脳」が活動することで「私の心」が生まれる、というテーゼにまつわる誤りを、私はいろいろな角度から攻撃してきた。だがこの考えに対しては、欧米の脳神経科学の現場からも若干の見直しの気運が出てきている。それは「社会神経科学 Social Neuroscience」という分野の興隆だ。たとえば第二章で紹介したC・D・フリス氏は、記念講演の中で、二つ以上の脳の間に生じる関係の重要性についても、触れていた（第二章五〇ページ）。彼によると、

「複数の人間が力を合わせると、一人の人間の場合よりはるかに大きなことが実現できる。私の仮説によれば、これは、私たち人間が、主観的経験を共有できる能力をもっているからである」(二〇〇九年度フィッセン財団国際賞・受賞記念講演より)

これは文学や社会学のレベルでは、当たり前すぎて仮説なんか立てるまでもないことだが、脳科学は「科学」なのだから仕方がない。まずは最先端の科学者が、公の場で、「主観的経験 subjective experiences」を扱うことの必要性について触れた勇気を認めるべきだろう。だってなにしろ主観 subjective feeling については、それがあることは如何ともしがたいとみんな思っていたが、主観のしゅの字にでも触れると、「非科学的」というレッテルを貼られそうなので、たいていは口をつぐんでいたのである。だがフリス氏の発言が簡潔に示すように、社会神経科学という分野は、そこを一歩進んで、主観を排除せず、

「人間の社会行動を可能にする生物学的なメカニズムの解明」

を目標にかかげる。そしてさらに、

「文化が脳にどのような影響を及ぼすのか」

という文化と脳との相互関係をも、重要な研究課題としてあげている(*Neuroscience Quarterly*, summer 2010, p.6-7)。

これはたいへんにすばらしいことだ。これまで脳科学は、個体としての生体の脳機能にば

かり注目してきたから、そこには、

「一個の脳の活動を、それをもつ固体の行動や心理の発信源と見なす」

という態度が内包されてしまっていた。あたかも燈台のビームライトが暗い海面を照らし出すように、一個一個の脳が、それぞれ別個に、意識を生み出し外界を照らし出し、それぞれ勝手に動き回っている、という図式に陥りがちだった。この図式を捨て、意識を世界にもどしてやるのが、私の唯心論の要点なわけだ。ところが社会神経科学は、

「二つ以上の脳を同時に考慮に入れよ」

という。そして人間の社会行動の生物学的なメカニズムを明らかにするという。これはいよいよ、中心としての自我の偏重に別れを告げるときが来たのだろうか。……実態は必ずしもそうではない。この新しい領域はどこへ行こうというのか。それはどんなものを私たちにもたらすのか。このことについて考え、結びにしよう。

言うまでもなく人間は、群れをなして暮らす動物種だ。私たちが生きる場には大小の集団がいくつもあり、その内部には平等・不平等な関係がある。一人の人間はふつう二つ以上の集団に属していて、それぞれの集団の中でそれぞれの位置をわきまえている。家を出る前までは父親で、息子に説教していたからといって、出勤したあと会社の上司に向かって説教をするのは、ふつうできることではない。鼻持ちならない同僚がいても、当面は目をつぶり、

力を合わせて企画を立ち上げなくてはならない。こんな社会・文化行動の生物学的なメカニズムをつきとめるのが、社会神経科学の目標であるという。

これは喜ばしい兆候だ。なぜなら「外界のモノ」と「内界の価値」というヒューム流の二元論に、ようやく見直しの兆しが出てきたかと思われるからだ。というのは、社会行動を律しているのは、モノの延長や動きではないからだ。それはモノにまつわる価値だ。モノが生体に対してもつ意味＝価値が、私たちの社会行動を律している。だからこそ、まったく同一のモノが、状況によって、まったく別個の反応を生体に起こしうるのだ。

これを理解するには、モノとモノとの関係を記述する経験主義唯物学だけでは絶対に無理である。またこれに合理主義数学をあわせても、理解できるとは思えない。なぜ、反抗的な目をしているのが息子か、職場の同僚かで、対応のしかたに差が出るのか。これが社会行動の典型例であることは認めるとして、これを経験主義唯物学と数学とをあわせ用いることで、十分に説明できるだろうか。つまり科学の手法で、説明できるだろうか。私にはできるとは思えない。だからもし社会神経科学が、こんな社会行動の解明を目標にするというのなら、どうしても、科学の手法に何かをプラスしなければ、十分にはできないと思う。具体的には、ヒューム流二元論の内なる「魂」を、どうにかして外の「モノ」に関係づけなくては、できないと思う。これをどうにかすることに「**二十一世紀の人類思想の可能性というのはかかっている**」（中沢新一）（埴谷、一九九六、二一ページ）だろうし、脳科学の希望もかかっている。

現状はどうなっているか。それをどうすればよいのか。これについて考えるため、ちょっと「社会行動」を解剖してみる。「社会行動」と一口に言っても、二つのレベルが併存している。

一、相手の感情の検出。息子が反抗的な目をしているか。上司がカサにかかった表情をとっているか。同僚が見下した笑みを浮かべているか。こんな感情＝意識のもつ意味を、正しく検出しなければならない。

二、「場」の検出。右の三つの感情に対しては、まったく同一の反応が可能だ。「怒り」だ。しかしそれぞれの「場」はまったく違う。家庭。呼び出しをくらった部長室。同僚同士の会議室。それぞれの場で、場の意味を正しく読まなくてはならない。場は「文脈 context」とも呼ばれる。

第一レベルは動物にも見られる機能だ。しかし第二レベルはかなり人間的である。犬だって他人と主人とを見分け、対応のしかたを変えることはできる。しかしその多層性と複雑さにおいて、犬社会と人間社会とでは比較にならない。だが社会神経科学は「社会」神経科学という以上、右の二つのレベルを扱わなければならない。扱えるだろうか。

第一レベルだったらかなりの程度扱える。しかし第二レベルは扱えない。いや、扱えなくはないが、ほんの少しであって、その扱いは表層的なものにすぎない。ここでこそ脳科学は、おのれの「分」をわきまえなければならない。

第一レベルの「感情の検出」については、すでに脳科学は貴重なデータを出していて、たとえば恐怖の表情を読みとるためには、大脳辺縁系の扁桃核という部位が活動しなければならないことがわかった。またあの有名な「ミラーニューロン」の発見もあった。ミラーニューロンとはサルの脳内で発見されたニューロンで、これは自分がある動作をしているときと、相手が同じ動作を取っているのを見ているときの両方で、活動を上げる。つまり相手の意識に「感情移入」するために必要なニューロンでは、と考えられているわけだ。この種の研究はゆくゆくは司法権力と手をたずさえ、非社会的な行動をとる病的な人間の矯正や、そういう人間の事前検出と犯罪予防とに貢献するだろう。フリス氏が言うように、社会神経科学の究極の目標は、「人間行動の予測」だ（Frith, 2007）。病的なやつが変なことをするのを、予測によって防ぐことができるようになる。これは体制にとっては便利なことだ。

第二レベルの「場の意味の検出」はどうか。家庭にいる場合と職場にいる場合とで、相手の攻撃的表情に対する反応は違う。もしこれらの場合で、脳のある領域のニューロンの活動が違っていることがわかったらどうか。それは「文脈依存性」と言われる、きわめて人間的な行動の脳内メカニズムが一つ検出できたということだ。これはこれでよい。実際、注意ぶかく調べれば、そんなニューロンは前頭前野皮質のどこかに見つかるだろうし、それに近いニューロンなら、サルですでに見つかっている。ネズミでも見つかるだろう。これは基礎科学的な意味では興味深い発見だ。だが右で述べたように、社会神経科学の目的は「人間行動の予測」だ。こんな発見はこの実用に役立つか。

私は、役立たないと思う。無理に役立てようとすれば、そんな社会はおぞましい管理社会になると思う。考えてみてほしい。変人と呼ばれる人の多くは、「場」の意味を読めない人だ。というより、ある「場」に、一般人とはちょっと違った意味をもたせる人のことだ。もしあなたが会社で、家庭内でふるまうようにふるまったら、あなたは完全な変人扱いを受け、すぐに会社をクビになる。だがそんな極端な人はまずいなくて、ふつうは、場にそぐわないことをつい言ってしまったりとか、おとなしく従っていればよいものを上司に楯突いてしまったりとか、そんなレベルにすぎない。果たしてこのような人に矯正治療をほどこすのは、よいことであろうか。治療をほどこして、ある場ではみんなが一律にある傾向の行動をとる、という社会が実現したとして、そんな社会は倫理的に許される社会であろうか。

「そこまでは望んでいない。ただ人間行動の予測をしたいだけだ」

社会神経科学者はそうおっしゃるかもしれない。しかし「場の意味を読む」のに対応して発火するニューロンが見つかっても、それによって、ある特定な場で、ある特定な人間がとる行動を予測することは、できないのである。なぜなら、人間社会の場と、各人の性格とは、あまりに多様で、それぞれの具体的な「内容」を知ることなしには、予測など絶対にできないからだ。ところで「内容」を知るのは各人の思考だ。人は特殊な場と特殊な相手のもつ意味内容を、習慣や記憶を動員して知り、予測する。その人の前頭前野ニューロンの活動は、これに同期する総現象の一側面にすぎない。だからある人のニューロンの活動を測ることによって、その人が知った「内容」まで知ることはできない。したがって、ニューロン活動を知ったからといって、内容に依存する行動を予測することはできない。社会神経科学がなんであれ、それによって実現できるのは、非常に大雑把なレベルでの「刺激－反応」対応の矯正だけである。具体的な内容をもつ特殊な場での、特殊な行動の予測はできない。

これを認め、今までそうしてきたように、機械としての生体の行動を理解し、支配し、律することに、脳科学は邁進すべきである。その一方で、意味とか価値と呼ばれるものは、あらかじめ実在し、それらは、視覚空間に現われたモノの延長と動きを記述することによっては扱えない、ということを正式に認めるべきである。あえてヒュームの言葉を使うとすれば、まずあるのは「魂」だ。「モノ」の存在はむしろその結果だ。これを認めることが、私にとっての脳科学の希望なのである。

【注】

注一（三二ページ）

ただし私の体験では、実際にチリに行くと、少なくとも都市部では、ヨーロッパ系の人間とインディオとは、かなりの程度混血している。しかしまた同時に、社会の下層に行けば行くほど、明らかに肌の色が濃くなり、顔つきがアジア系になってくるというのも、明白な事実だった。私を二〇一〇年に招いてくれたチリの大学関係者自身が認めたように、階級差別は実にはっきりとしていた。中にはいまだに「インディオそのもの」という人もいた。たいていが粗末な身なりであった。五〇〇〇年たった今でも、あそこまで階級差がはっきりしているというのは、驚くべきことである。

注二（三五ページ）

「東洋回帰」には脳科学で説明できる神経メカニズムがある。ただそれはあくまで説明のし方の一つにすぎないので、以下は余興として聞いてほしい。ただ内容自体は、まじめなものだ。

キーワードは、ここでもやはりドーパミンだ。まずヒトでも動物でも、ドーパミン性神経の活動は、若い成体の時期、人間で言えば青春期あたりをピークにして、あとは下降の一途をたどることが知られている。これこそが、もし私たちの東洋回帰を物質のメカニズムによって説明するのなら、重要な事実だと思う。

覚えがある人も多いだろう。ヒトの場合（少なくとも男性の場合）、二五歳くらいを境にして、なんとなく物事が面白くなくなってくるものだ。仲間たちと会っても、もうかつてのようには盛り上がらない。昔は出歩くだけで浮き浮きと楽しくて、アルコールなどなくとも、コーヒーを飲みながら何時間でもおしゃべりできたのに、今は違う。同じ調子で行こうとしても乗りが悪いし、相手もしらけた様子だ。そしてだんだんと、「会う」というのが、「飲みに行く」ということと同義になってくる。アルコールなしでは、もうかつてのように盛り上がることはなくなる。

この時期こそが、思春期・青春期から壮年期への移り変わりの時期、つまりヤング・アダルトから真のアダルトへの移行期なのである。そしてこの移行のメカニズムの一つが、脳内ドーパミン受容体の数の減少などによる、ドーパミン性神経の活動の下降である。もちろんほかにも、たとえば前頭前野皮質の成熟という過程も伴うが、そもそも前頭前野皮質の機能にはドーパミンが不可欠なので、ドーパミンが重要なキーの一つであることには変わりがない。

私たちは思春期・青春期の頃は、じっとしているのがたまらない感じで、やれ西海岸ファッションがどうしたの、パンクロックがどうしたの、ポストモダンがどうしたのと、陽気に騒いでいた。だが三十路の声を聞く頃には、それがだんだんときつくなり、ついには、

「最近の若いやつらは」

と悪態をつくようになった。こうなったら、もう完全におじさんである。

つまりドーパミン性神経の活動が減少している身には、欧米由来のあの外向的で陽気な文明文化は、体力的にきつくなってくる。こうして日本人は（少なくとも男性は）、肉よりも魚、ワインよりも日本酒を好むようになり、ノートルダムやステンドグラスもいいけれど、やっぱり東大寺大仏殿の屋根の反りと、龍安寺の石庭だよなあ、と思うようになる。

ただこれが正しいとすると、欧米人たちも、歳取ってドーパミン性神経の活動が減少すると、自分たちの文明文化はきつくなり、東洋回帰することになりそうだが、困ったことに、それはどうもそうではない。彼らは一般に、歳を重ねても相変わらずステーキを楽しそうに食っているし、東大寺大仏殿の屋根よりは、ノートルダムやベルサイユ宮殿の方が造形的に上、能は退屈だがオペラはすばらしい、と思っているにちがいない。じじつ欧米人は、歳を取っても、しばしば若者のように陽気で騒がしい。たぶんこれには遺伝上の違いと、幼少の頃からの条件づけとが合わさっているのだろう。とにかく彼らは東洋回帰などしない。

誤解ないよう付け足しておくが、外見の意匠から独立した「文化の真髄」にまでもし入りこんでいくのなら、その価値は、西洋かぶれや東洋回帰には関係がない。ほんものになった経験の底には、同じ人間である以上、同様の「構造」があるにちがいないと私は信じたい。ただそこに、経験を構成する諸要素への色づけの偏りがあるにすぎない。もしそうでなかったら、サルトルが来日したとき、桂離宮に感動することはできなかったはずだ。

注三（五〇ページ）

ちょっと付け足しだが、私が前著『心はどこまで脳にあるか』の最終章で、苦難の末にやっと、「脳細胞の活動が心を生んでいると言うことはできない」という結論を下したら、これに対してネット上の書評でいくつかの反応があった。その中には、

「そんなことはもうとっくに知られている」

とか、

「脳科学ではそれはもう常識」とかいう内容のものがあった。私はこの意見を意外に感じた。というのは、「そんなことはとっくに知られている」とは私は知らなかったからだ。私は脳科学研究の最先端の現場で働く者だが、日本の現場がどうかはいざ知らず、欧米の現場を見るかぎり、脳科学者たちは右の命題（脳細胞の活動が心を生むという命題）を、まだ、暗黙の了解として扱っている。ただそれを表現する場合に、フリス氏のように用心深い言葉を選ぶことがあるだけだ。ひるがえって日本の場合だと、表に出ている表現を見るかぎり、むしろ右の命題を黙認し、しかもすんなり公表しているように見えるが、どうだろうか。たとえばとりあえずの「脳科学者」が、この命題を本のタイトルにして、その本がけっこう売れたようではないか。欧米ではそこまで楽観的な現象はない。つまり私は、専門家として、日本の読者に向けて、「脳細胞の活動が心を生むとは言えない」とはっきり書いたことに、意義があったと信じたい。

注四（一四三ページ）

イギリスでヒュームが『人性論』の出版を開始した一七三九年という年は、日本では、房総半島や三陸沖にロシア船が現われ、あわてた江戸幕府が、太平洋岸の諸藩に命じて、海防を徹底させた年である。皮肉なことに、この頃のヨーロッパは、もうすぐそこまで来ていた、技術による東洋市場の征服へと向けて、精神的な下地をすっかり整えつつあったことになる。

おわりに

昔から私は地図をぼんやりと眺めるのが好きで、最近は、黄海と東シナ海を含む東アジア地域を眺めることが多い。それで思ったのだが、九州・朝鮮と、上海を含む中国南東岸というのは、たぶん一つの文化圏として見ることができる。ちょうど地中海沿岸部やエーゲ海沿岸部がそうだったように、古代では、この東アジア地域はまとまった文化圏だったのだろう。たぶんその頃は、九州と東北の間の差の方が、九州と朝鮮の間の差よりも、格段に大きかったのだろう。

私はひそかにこれを卓見と思い、ほくそ笑んでいた。ところが、東洋史学の世界では、これは常識らしいということが最近わかった。たとえば、本文中でも触れた西嶋定生氏は、もうずいぶん前に「東アジア世界」という概念を提出しており、この世界に共通な要素として、漢字文化、儒教、律令制、仏教の四点をあげていた（西嶋、二〇〇〇）。ちなみにこの東アジア世界には、中国・朝鮮・日本のほかに、ベトナムが含まれるという。

どの分野でもそうだが、オリジナルな考えを捻り出すのは容易なことではない。私がひそかにほくそ笑んでいたのは、たんなる私の無知のせいだったのだが、それでも私は、自分が実感をもとにして右の感想にたどり着いたことに、少し満足している。哲学者・ウィトゲンシュタイン後期の思想に「家族似 family likenesses」の概念というのがあり、これは、血族メンバーは、どこがどうと言い表わせないけれど、やはりどこか似ている、このように、言語化できない現象の側面というものがある、ということだ。私は、こんな直感的な相似を、東アジア圏の人々に感じる。接したかぎりでは、同じアジアといっても、ヒマラヤ山脈やタクラマカン砂漠を越えたあたりの人々になると、家族似の感覚が急激に薄れて、何を考えているのかいまいちわからなくなる。これはたんに外見のせいではないと思う。……で、こんな直感を大切にしようと思ったのが、本書をあらわした理由の一つだった。

本書の執筆も終わりに近づいた頃、二つの重大ニュースがインターネットを通じて飛びこんできた。一つは東日本大震災。もう一つはビン・ラディン殺害。この二つの事件は、私が本書で言おうとしたことの、間接的ではあるけれどとても意味深長な、裏づけになっていると私は感じた。友人・知人が口をそろえて言ったように、あれほど甚大な被害をこうむり、何万という人が難民化しながら、なぜ日本では暴動が起きないのか。例外はあるにしても、なぜ打ち壊しや窃盗、殺人が多発せず、あんなにも温和でいられるのか。……そしてその一方で、自己の価値を妄信するあまり、他人の国土に土足で踏み込み、人を殺し、そうしてもまったく反省しない人々がいた。この対照的な違いは、いったい何なのか。この違いの底には、いったいどんな構造の差が横たわっているのか。その答えのほんの一部くらいなら、本書で提示できたかもしれない。

最後に付け加えると、本書で私はかなり強いヨーロッパ批判をした。だがこれは、あるレベルまで抽象化した上での議論であって、個々の人を見れば必ずしも当てはまることではない。私の友人たちには、とくに当てはまらない。これをひとこと、言っておきます。

著者

【参考文献】（姓アルファベット順）

ベルクソン『創造的進化』（真方敬道訳）岩波文庫、一九七九。

ベルクソン『思想と動くもの』（河野与一訳）岩波文庫、一九九八。

ベルグソン『物質と記憶』（田島節夫訳）白水社、一九九九。

ベルクソン『時間と自由』（中村文郎訳）岩波文庫、二〇〇一。

Berkeley G (1986) *A Treatise Concerning the Principles of Human Knowledge*, Open Court, Illinois.（初出一七一〇）［大槻春彦訳『人知原理論』岩波文庫、一九五八］

DeVito LM, Eichenbaum H (2011) Memory for the order of events in specific sequences: contributions of the hippocampus and medial prefrontal cortex. *Journal of Neuroscience* 31, 3169-3175.

道元『現代文訳　正法眼蔵』全五巻（石井恭二訳）、河出文庫、二〇〇四。

Frith CD (2007) The social brain? *Philosophical Transactions of Royal Society of Britain.* 362, 671-678.

Guo G, Tong Y, Xie C-W, Lange LA (2007) Dopamine transporter, gender, and number of sexual partners among young adults. *European Journal of Human Genetics* 15, 279–287.

埴谷雄高『瞬發と残響――埴谷雄高対話集』未來社、一九九六。

ヘーゲル『歴史哲学講義（上・下）』（長谷川宏訳）岩波文庫、一九九四。

Hume D (1985) *A Treatise of Human Nature*, Penguin Classics, London.（初出一七三九－一七四〇）［木曾好能訳『人間本性論』法政大学出版局、一九九五］

フッサール『デカルト的省察』（浜渦辰二訳）岩波文庫、二〇〇一。

フッサール『現象学の理念』（立松弘孝訳）みすず書房、二〇〇二。

カント『純正理性批判（上）』（篠田英雄訳）岩波文庫、一九六一。

加藤周一『加藤周一著作集5』平凡社、一九八〇。

加藤周一『加藤周一著作集16』平凡社、一九九六。

加藤周一『歴史・科学・現代　加藤周一対談集』ちくま学芸文庫、二〇一〇。

Katsnelson A (2010) No gain from brain training. *Nature* 464, 1111.

Locke J (1997) *An Essay Concerning Human Understanding*, Penguin Classics, London.（初出一六九〇）［大槻春彦訳『人間知性論』岩波文庫、一九七二］

松岡正剛『日本流』ちくま学芸文庫、二〇〇九。

西嶋定生『古代東アジア世界と日本』（李成市編）岩波現代文庫、二〇〇〇。

王柯『多民族国家 中国』岩波新書、二〇〇五。

大谷悟『心はどこまで脳にあるか――脳科学の最前線』海鳴社、二〇〇八

ピーズ・アラン&ピーズ・バーバラ『話を聞かない男、地図が読めない女』（藤井留美訳）主婦の友社、二〇〇二。

Russell B (1988) *The Problems of Philosophy*, Prometheus Books, Buffalo.［高村夏輝訳『哲学入門』ちくま学芸文庫、二〇〇五］

サルトル『ユダヤ人』（安堂信也訳）岩波新書、一九五六。

Sartre J-P (1965) *La Transcendance de l'Ego*, Vrin, Paris.（初出一九三六）［竹内芳郎訳・解説『自我の超越――情動論粗描』人文書院、二〇〇〇］

Sartre J-P (1984) *Being and Nothingness* (HE Barnes 訳), Washington Square Press, New York.（初出一九四三）

辻邦生『西行花伝』新潮文庫、一九九九。

著者：大谷 悟（おおたに さとる）

1961年、埼玉県大宮市（現さいたま市）生まれ。1983年、北海道大学獣医学部卒業。1989年、ニュージーランド・オタゴ大学大学院博士課程修了（心理学・神経科学）。同年より、フランス国立衛生医学研究機構ユニット29、バージニア大学医学部、ロッシュ分子生物学研究所（ニュージャージー）、パリ第11大学理学部で研究。1997年より、国立衛生医学研究機構研究官として、パリ第6大学で研究に従事。現在は、パリ第6大学・神経病態生理学研究所グループリーダー。専門は哺乳類大脳皮質での記憶形成と貯蔵の細胞メカニズム。同時に、パリ第6大学ボクシング部コーチも兼任する。主な著書に、『みちくさ生物哲学』（海鳴社、2000年。第18回渋沢・クローデル特別賞）、*Prefrontal Cortex: from Synaptic Plasticity to Cognition* (Springer, 2004, 編著)、『心はどこまで脳にあるか』（海鳴社、2008年）。『ニューロンの生理学』（京大学術出版会、2009年、共訳・共著）。

東洋の知で心脳問題は解けるか —— 量では駄目である

2011年9月10日　第1刷発行

発行所：㈱ 海 鳴 社　http://www.kaimeisha.com/

〒101-0065 東京都千代田区西神田 2-4-6
Tel : 03-3262-1967　Fax : 03-3234-3643
E メール : kaimei@d8.dion.ne.jp
振替口座 : 00190-3-31709

発 行 人：辻　信行
組　　版：海 鳴 社
印刷・製本：モリモト印刷

出版社コード：1097

ISBN 978-4-87525-283-2